目次

第2章　清潔志向がアレルギーを増やしている

第5章 きれい好きをやめれば、免疫力が強くなる……163

はじめに

　私は一九九六年から「人類の家畜化現象」を考える研究会に参加し、活動を続けています。「家畜化」とは何かについては後述しますが、医学者や生物学者、遺伝学者、生態学者などが一堂に会し、議論を重ねてきました。そこで得られた結論は、「私たちの体を構成する細胞は一万年前と変わっていない」ということでした。

　一万年前、私たちは裸でジャングルや草原で暮らしていました。そのときと同じ細胞のまま、今日まで生きているということ、つまり、足の長さや顎《あご》の形などは変わっていますが、細胞そのものは変わっていないということです。

　一万年前というと、ずいぶん昔のことのように感じるでしょう。しかし、地球上に生き続けてきた生物の歴史、およそ四〇億年という年月に比べると、一万年間とは「ほんのまばたきをする一瞬」に過ぎません。こんなに短い期間では、生物の細胞は変わらないのです。

私たち人類は「文明や文化を創造する生物種」です。一万年という短期間で、ジャングルや草原といった大自然を「快適で、効率的で、清潔な社会」に変えてきました。

しかし、そこには大きな「落とし穴」がありました。それこそ、私たちの細胞そのものは一万年前から変わっていないということです。

一万年前、人類のまわりには多種多様な生き物がいました。大小さまざまな虫がいれば、鳥たちもいました。食用になる魚や貝がいれば、人間を獲物にする危険な動物もいました。何より身の回りには、目に見えないけれど、私たちの免疫力の強化に働く細菌などの微生物が無数にうごめいていました。

そんな多種多様な生き物と一緒の環境にあったのが、一万年前の人間の細胞です。私たちの心身を築く細胞たちは、そんな雑多なものにとり囲まれているとき、もっとも働きを安定させられるように、悠久《ゆうきゅう》の時をかけて創造されてきたのです。

ところが人類は、文明を発展させていくにつれて、なんでも人間中心でなければ気がすまなくなっていきました。もちろん、誰でも快適で、便利で、清潔な環境のほうがよいに決まっています。ですから、人類が現在のような文明社会をつくってきたことは、やむを得ないことでもあるのです。

しかし、目に見えない微生物たちを「キタナイ」「バッチイ」「キモチワルイ」といって敵視するようにもなってきました。これは明らかにいきすぎであり、結局のところ、自らの心身の健康をおとしめることになるのです。

あぶない日本人

私は、今、日本人が「あぶない」と思っています。

日本人の健康観が誤った方向に進んでいるからです。日本人が免疫力を強化するためのキーワードがあるとすれば、細菌やウイルス、寄生虫などの微生物との「共生」、この一言につきます。そのためには、自然から切り離され、人間の文化で管理された「家畜化した人間」を、思い切って「原始人」に戻すしかないのだと思います。

日本は豊かな国になりました。いろいろなものが周囲にあふれ、いつでもどこでも好きなものが手に入るようになりました。昔と比べれば贅沢なほど衣食住が整えられ、一見、満たされた生活のようにも感じられます。

しかし、見方を変えれば、日本人は「家畜」としてしか生きられなくなってきています。

家畜とは、自然から切り離され、人間の文化で管理され、形や習性を変えられた動物のことです。よく考えてみると、人類の原点は動物です。それにもかかわらず、家や食べ物をはじめ、法律などの社会制度をつくり、文化的環境を整えてきました。人類はこの一万年間に、自らつくった文化で自分を管理し、文明に適応して、形や習性を大きく変えてきました。その点で、家畜に類似しているといえます。ただし、自分でその方向を選んだのですから、人類学用語でいえば「自己家畜化」ということになります。

雑多な生物との共生を断ち切り、小ぎれいで均一的な住宅に住み、レンジでチンするだけ、お湯を注《そそ》ぐだけで食べられるまるでエサのような文明食を与えられた現代人。その姿は、文明に自ら飼いならされ、野生性をすっかり失ってしまった、まさに家畜そのものなのです。

家畜化された人間は、衣食住のどれかの条件が変化すれば、たちまち混乱を起こします。そして、生物としてはしだいに衰弱していくのです。

感染症に無力になった日本人

それでは、日本人はどれほど「あぶない」状況にあるのでしょうか。インフルエンザを例にご説明します。

インフルエンザは通常、冬に流行します。病原体となるウイルスが、温度二〇度前後、湿度二〇パーセント前後を下回ると空気中を長時間漂《ただよ》うようになるためです。気温が低く乾燥した冬は、インフルエンザウイルスにとって、もっとも活動しやすい季節となります。

それとともに、街ゆく人たちの口元は、いっせいに白いマスクで覆《おお》われるようになります。そしてテレビのニュースでは、インフルエンザ流行予報が連日流され、手洗いや消毒の重要性がくり返されます。日本の冬は、情緒より風邪予防が優先されるようになりました。

ところが、私が本書の原稿を書き始めた二〇一七年の春、偶然にもこんなニュースが報じられました。

もう四月だというのに、インフルエンザによって学級閉鎖や学校閉鎖、休校などの措置をとった学校や保育園・幼稚園などが、わずか一週間で八〇カ所も増えたと、厚生労働省が発表したのです。この一週間で、医療機関を受診したインフルエンザの患者数は、全国で約二二万人にものぼったと推計されています。

こうした現象は今に始まったことではありません。ここのところ、春の再流行は珍しくなく、インフルエンザウイルスの活動に適さない高温多湿の夏にも患者が出るほどです。

なぜ、季節外れの時期にインフルエンザの再流行という事態が起こりやすくなっているのでしょうか。

たしかに、この年の四月上旬は寒い日が多く、私も桜の下を冬もののコートを着込み、背中を丸めながら歩いていたのを覚えています。インフルエンザのウイルスは、流行期を過ぎたからといって死滅するわけではありません。ひっそりとおとなしく身を潜《ひそ》めているだけで、気温と湿度の条件が満たされれば活動力を高めます。春の再流行は、気温や湿度の低下もその一因となります。

また、インフルエンザのウイルスは、とても強い感染力を持っています。この感染力の強さも、大流行を起こす原因の一つです。

しかし、問題はそれだけでしょうか。

実は、日本人の体が、感染症にかかりやすいように変わってきているのです。

ウイルスは微生物のなかでもっとも原始的な生物で、空気中では増殖できません。彼らが生きていくためには、宿主が必要です。空気中ではただ漂っているだけのウイルスも、いったん人の体内に入り込むと、宿主の細胞にとりついて自分自身のコピーをどんどん増やしていくことで、仲間を増やします。

そのとき、ウイルスの猛襲を抑え、撃退するのは、個人の体の強さです。その抵抗力が弱くなっていると、ウイルスは自らのコピーをどんどんと増やしてしまい、それがつらい症状となって現れるのです。

日本人の体が感染症に弱くなっていることは、季節外れのインフルエンザをも流行させてしまうことでもわかります。

また、ノロウイルスなどの感染力の弱い病原体にも簡単に感染し、嘔吐《おうと》や下痢を起こすことも、それを示しています。

最近では新型のウイルスも発見されていますが、ノロウイルスはもともと感染力の弱い、あまり問題視されないウイルスだったのです。人に感染するウイルスの多くは、人類の進化とともに生き抜いてきたものたちです。昔から私たちとともにあった病原体ともいえるでしょう。それが最近になって大流行を起こすようになったのは、ウイルスの病原性が増していること以上に、ヤワな病原体にやられてしまうほど、宿主＝人間の抵抗力が弱っていることを示しています。

そして問題を複雑化させているのは、これほど重大で危険なことに、日本人のほとんどが気づいていないことにあります。気づかないままに、「あぶない」状態を自らの体につくり出してしまっています。本書のタイトルにもあるように、「手を洗いすぎる人ほど、風邪を引きやすい」のです。

では、自分の体が、感染症に抵抗できる力をどれほど持っているのか——。これを知る指標があります。その一つが、ノロウイルスへの感染だと私は考えています。

ノロウイルス感染によって胃腸炎を発症してしまうようならば、大人も子どもも病気に抵抗する力、すなわち「免疫力」がかなり弱くなっている、と考えて間違いはないでしょう。

病原体との〝闘い〟が免疫力を強化する

「免疫力」という言葉を巷《ちまた》でもよく見聞きするようになりました。

みなさんもお使いになるかもしれません。では、「免疫力」とはどのようなものなのか、きちんと理解されているでしょうか。

一般に免疫力というと、人の体内に備わった、病気を予防し治す力だと説明されます。実際、この力が落ちているとき、病気は起こってきます。

たとえば、インフルエンザやノロウイルスなどに感染するのは免疫力が低下しているときですし、日本人に急増しているがんも、免疫力の低下が原因となります。国民病とも称されるアレルギー疾患は、弱体化した免疫システムが誤った働きをすることで、つらい症状を起こす病気です。

人に生じるあらゆる病気は、免疫という体内システムが弱ることで生じるといっても間違いはありません。ですから、病気を遠ざけて、人生をはつらつと過ごしたいと願うならば、この免疫力を高める努力を怠らないことです。

では、いったい免疫システムとはどのようなものなのでしょうか。

免疫の発祥をたどるならば、もともとは感染症との闘いに敗れて、人類が滅ぶような事態を避けるために備わった体内システム、ともいえるでしょう。

感染症（伝染病）とは、ウイルス、細菌、寄生虫などの病原体が人の体内に侵入し、増殖することで起こる病気です。発症すれば、私たちはとても苦しい思いをします。そのため、みなさんは「風邪を引きたくない」「風邪は予防が肝心」と思うでしょう。

しかし、風邪の苦しみは決してムダなものではありません。感染症と人体との闘いの歴史こそが、人類の進化を導いたともいえるからです。

人類の祖先が地球上に誕生したのは、およそ七〇〇万年前だとされています。そのころ人間は、自然界にて〝捕食される〟側の弱い生き物でした。しかも、自然界にはたくさんの恐ろしい病原体が存在しています。人の死因は猛獣に捕食されるか、感染症で命を絶《た》たれるか、出産や誕生時に命を落とすか、というのがほとんどでした。

そうした過酷な環境下で、気の遠くなるほどの時間をかけて発達してきたのが免疫システムです。多くの恐ろしい病原体の攻撃を受けながら、それに負けまいとする人の体と心の力が、免疫力を育てたといっても過言ではないでしょう。

多くの命が感染症との闘いに敗れ、失われていくなかで、強靭な免疫力を身につけられた者だけが子孫を残すことを許されました。その子孫が、今を生きる私たちです。

さて、免疫の中心として働くのは、血液中の白血球です。ただ一言で白血球といいますが、これは数々の免疫細胞の集合体です。免疫細胞にはそれぞれ役割があり、ウイルスや細菌、寄生虫などが体内に侵入してくると、連携して外敵を倒します。

大事なのはここからです。免疫細胞がタッグを組んで外敵を退治するこの〝チーム免疫〟は、闘いのたびにチーム力を高めていく性質を持ちます。

その姿は、スポーツのチーム競技とよく似ているでしょう。試合経験が豊富で結束力の高いチームは、敵に勝つための技術や戦略が組織的に磨かれていて、一枚上手《うわて》とされるチームにも勝ち切るパワーを持っています。

では、試合経験の少ないチームはどうでしょうか。一人ひとりが優れた力を秘めていたとしても、チーム力が育っていなければ、味方どうしの連携もうまくいかず、格下のチームに負けることも少なくないでしょう。

あなたの体内に備わった〝チーム免疫〟も同じだと考えてください。外敵との闘いが免疫力を育てます。

私たちの体内には、空気や食べ物などに混ざって、日々たえまなく細菌やウイルスが侵入してきています。それらのほとんどは、感染してもたいした症状を起こさない「チョイ悪菌」たちです。そんなチョイ悪菌たちが〝チーム免疫〟の好敵手となり、組織力育成の役に立っているのです。

でも、ときには〝チーム免疫〟よりも強い敵が体内に侵入してくることもあります。その際、免疫と病原体との闘いはヒートアップし、つらい症状が表に出てきます。しかし、治癒《ちゆ》したのちは、〝チーム免疫〟が連携力を高めるすばらしい経験となります。

つまり、「免疫力が強い」というのは、〝チーム免疫〟の組織力も個人力も高まっていて、一枚上手の外敵がやってきたとしても、それを倒す力を備えている状態のこと。反対に「免疫力が弱い」というのは、免疫細胞たちの経験不足が災《わざわ》いして、チーム力が低下している状態のことを指すのです。

新たな感染症が人類を襲う

第二次世界大戦後、わが国では衛生観念が広く深く浸透しました。生活環境を清潔に整え、栄養状態も良好に保てる経済力を得たことで、日本人は多くの感染症から身を守れるようになりました。現在、日本人の死亡率で圧倒的上位を占めているのはがんと心疾患です。

世界でみると、中世ヨーロッパで人口の三分の一が死亡したペスト、ローマ帝国を衰退させた原因の一つと言われる天然痘がよく知られていますが、人類と感染症との闘いの歴史は、医学の発展によっても大きく変わりました。ワクチンや抗生物質（抗菌薬）が開発されたことによって、感染症の爆発的な流行を抑えられるようになっています。

それでは、人と感染症との闘いは、終焉《しゅうえん》を迎えたのでしょうか。

たびたび話題になるのは、インフルエンザやノロウイルス、ロタウイルスなどによる感染症についてです。「この冬は、インフルエンザのA型とB型のどちらが流行するのか」「ワクチンをもう打ったか」「巷ではどんな感染症が流行《はや》っているか」などは、まるであいさつ代わりの話題の一つともなっています。

テレビや雑誌などでは、身の回りのバイ菌から大事な家族を守ろうと、薬用石けんや抗菌・殺菌・除菌グッズの宣伝が頻繁《ひんぱん》に流されます。そうして、「目に見えないバイ菌が、こんなにもウジャウジャいるのか」と驚くばかりの映像を毎日のように見せつけられています。

そして私たちは、そんな情報に敏感に反応します。深刻な問題を起こしかねない病原体が再びいつ流行し、生活を脅《おびや》かすのか、不安が脳に刷り込まれているからなのでしょう。

医学も発展しました。衛生環境も整い、栄養状態も格段によくなっています。それでも私たちは、感染症との闘いから解放されることはありません。医学がどんなに発展しても、人が動物の一種である限り、感染症から逃れることはできないからです。

しかも今、私たちは感染症との闘いの歴史において、新たな転換期に立たされています。WHO（世界保健機関）が、「新興・再興感染症」という概念を提唱して注意を呼びかけているのです。

結核やデング熱、マラリア、コレラなど、すでに抑え込んだと思われていた感染症が復活し始めています。脅威はそれだけではありません。みなさんもご存じのとおり、エボラ出血熱、SARS（重症急性呼吸器症候群）、エイズ（後天性免疫不全症候群）、O157（病原性大腸菌）、BSE（狂牛病）、鳥インフルエンザなど、これまで見たこともない感染症が次々と出現してきています**（23ページ図表1）**。

こうした新興・再興の感染症が生じている原因は、いくつもあります。まず、地球温暖化によって生態系のバランスが崩れたことがあげられます。人が密林を開拓し、野生動物の生息地域に足を踏み入れたために、未知の病原体が人間世界に侵入しやすくなっているのです。また交通機関の発達により、病原体が国境を越えて移動しやすくなっている現状もあります。

こうした原因をよくよく見つめ直してみてください。重大なことが浮かび上がってきます。新興・再興の感染症はすべて、文明化によって起こってきたものなのです。つまり、新興・再興の感染症の原因は、「人間がつくり出したもの」ともいえるでしょう。

では、文明社会に生きる私たちは、病原体という存在におびえ続けなければいけないのでしょうか。この問題を解決する答えは一つです。「免疫とはなんたるか」をきちんと理解し、いつ発生するかわからない新たな病原体の襲来に一人ひとりが備えることです。

その方法とは、医学に頼ることでも、生活環境を過度に清潔にすることでもありません。ふだんからチョイ悪菌と仲良くすることです。

人の免疫は、身の回りのチョイ悪菌と日常的に闘うことで強化されることはお話ししました。本当に怖い病原体が体内に侵入してきたとき、真っ先にそれと対峙《たいじ》するのは、医療でも薬でもなく、あなたのなかの〝チーム免疫〟です。新興・再興の病原体のほとんどは、病原

図表1　＜文明による感染症の発生＞

文明の発達	感染症の例
森林開発 →	エボラ出血熱、マールブルグ病、ニパウイルス
農業開発・ダム建設 →	アルゼンチン出血熱、リフトバレー熱、マンソン住血吸虫症
都市化・戦争 →	ラッサ熱、ハンタ・ウイルス感染症、ライム病
地球温暖化 →	マラリア、デング熱、黄熱、ツツガムシ病
交通・輸送の発達 →	輸入感染症、空港マラリア
清潔志向のいきすぎ →	クリプトスポリジウム症、サイクロスポーラ症、腸管出血性大腸菌O157
抗菌剤乱用 →	結核、VRE（バンコマイシン耐性腸球菌）、MRSA（メチシリン耐性黄色ブドウ球菌）
経済効率の追求 →	狂牛病
新しい製品の開発	
生理用タンポン →	毒素性ショック症候群
空調用冷却塔 →	レジオネラ症
コンタクトレンズ →	アカントアメーバ角膜炎
新しい医療技術	
輸血 →	輸血後肝炎
血液製剤 →	エイズ
角膜移植 →	狂犬病
硬膜移植 →	クロイツフェルト・ヤコブ病
免疫抑制剤 →	日和見感染症
性のモラル変化 →	エイズ、クラミジア感染症

参考／『謎の感染症が人類を襲う』藤田紘一郎

性が非常に強く、〝チーム免疫〟にとって一枚も二枚も上手の相手です。その闘いを前にあなたができることとは、ふだんからチョイ悪菌との〝練習試合〟を十分に重ねて、免疫力を強化させておくことしかないのです。

テレビコマーシャルの語ることは、はたして真実か

バイ菌がウジャウジャと増えていき、私たちの安全な生活を脅かすようなコンピュータ・グラフィックスの「イメージ映像」が、テレビコマーシャルではたびたび使われます。その表現はますます精密になり、リアルになり、過激になる一方です。

昔は槍《やり》を持った「バイ菌君」のような、どこかかわいらしい映像が主流でした。ところが最近は、どの菌を表しているのか見当がつくくらいリアルになっています。

しかし、そのイメージ映像は、はたして本当の姿を映し出しているのでしょうか。

日本は世界一清潔な国です。今の日本の生活環境には、ただちに人の命を奪うような危険な病原体はほとんどいません。免疫力が弱っていれば、症状を起こすようなチョイ悪菌はいます。

しかし、前述したように、チョイ悪菌に感染して発症するのは、それだけ免疫力が弱いか

らです。感染症をむやみに恐れてチョイ悪菌を排除すれば、人は免疫力を強化するチャンスを失ってしまうのです。それにもかかわらず、テレビコマーシャルは、私たちの身の回りにいる雑多な微生物をすべてひっくるめて、危険性を感じさせる悪者に仕立て上げています。

こうした映像が、日本人の歪《ゆが》んだ清潔志向を助長し、健康観を間違った方向に誘導する一端となっていることは間違いありません。しかし、それをコマーシャルの責任だけにはできないでしょう。テレビコマーシャルがこれほど頻繁に流されるのは、そうした商品が「売れるから」です。裏を返せば、消費者が欲《ほっ》しているから、メーカーは新商品を次々と開発し、テレビコマーシャルの表現を過激にさせるのです。

恐怖で買わせる手法

ではなぜ、私たちの心はいとも簡単に歪んだ映像を見せるコマーシャルに操《あやつ》られてしまうのでしょうか。

人間はコミュニケーションの道具として言葉を使う唯一の動物です。子ザルは親の怖がる姿を見ることで学習しますが、人間はそれに言語を通した学習が加わります。

現在では、電話やテレビ、インターネットなどの出現で、時間や場所を超えて学習することができるようになりました。つまり、私たちはサルよりはるかに恐怖を学習しやすい環境に生きていることになります。

恐怖は、人を動かすもっとも強力な方法です。私たちのまわりにあふれる消毒剤や殺菌剤、抗菌グッズのいきすぎた氾濫《はんらん》は、「細菌に対する恐怖心」を植えつけられた結果ともいえましょう。また、現代の私たちが持つ恐怖は、本能にくみ込まれた先天的なものというより、氾濫する情報によって植えつけられた後天的な学習によるものであり、それに「怖い」「不安」などといった強い情動反応が結びつけられて生じているのです。

つまり、日本人のいきすぎた清潔志向は、後天的に学習した強い恐怖心から生まれたものです。企業は、その恐怖心を巧妙にあおることで、商品のマーケティングに実にうまく利用しています。恐怖は、政治家や経済界の有力者たちの政策より、ずっと多くの民衆を動かします。社会学者のバリー・グラスナーは、「恐怖をあおることで、政治家は有権者に自分を売り込み、テレビやニュース、雑誌は視聴者や読者に自分を売り込み、権利擁護団体は入会を勧誘し、やぶ医者は治療を、弁護士は集団訴訟を、企業は商品を売り込む」と述べています。

子どもがいちばん言われたくない「くさい」という言葉

日本の清潔志向は、私たちの恐怖心をあおることで、つくり出されているものです。その悪《あ》しき刺激はどんどん過激になり、私たちは年々、清潔志向を高めています。今では、「無菌社会」であるばかりか、自分や他人の体から出るにおいにまで嫌悪感を露《あら》わにする「消臭社会」に突入しています。それだけではありません。そうした社会で育てられた若い人たちの清潔志向はさらに極端になって、においばかりでなく、汗や尿まで毛嫌いするようになっています。

人間の体から出るものを忌《い》み嫌うようになれば、他人と近距離でコミュニケーションすることができなくなります。また、自分もやがてなるであろう老人や病人の体臭も、「くさい」と感じるようになります。実際、最近では介護用の消臭グッズをメーカーは次々に発売し、順調に売上を伸ばしています。

しかし、思い出してください。人も動物の一種です。動物は、糞便によって縄張りを主張します。そうすることで、個体間の接触やムダな争いを未然に防ぐ重要な役割を果たしています。糞便以外にもさまざまなにおいが、その生物の生殖や個体維持に重要な役割を演じている例は数多く見受けられます。これは、人間においても同じです。動物の一種である人にとっても、においは重要な意味を持つものなのです。

そうであるにもかかわらず、今、「くさい」とは子どもたちにとってもっとも言われたくない言葉であり、においはいじめの原因にもなります。Ｊリーグの試合中に、ある選手が相手チームの選手に「くさい」と言い、乱闘が起こるという事件も起こっています。一流の舞台に立ち、汗を流して懸命に闘うプロの選手であっても、「くさい」という言葉はネガティブな感情を呼び起こさせるのです。

その一方で、現在では「健康」が一大産業と化しています。その背景には、健康に不安を抱え、疲れ、ストレスをため込む生活を送っている人があふれている現状があるのでしょう。もちろん、若い人が若さを保ち、高齢者が健《すこ》やかな長寿を願うことは、よいことに決まっています。しかし、最近の健康ブームには過度の期待や過大な評価があることを否めません。巧妙なコマーシャリズムも見え隠れしています。

本当の「健康」とは簡単なことです。「生物としての自然を大事にすること」。キーワードはこれだけです。「人も自然の生き物である」ということを認識せずして、人間が本当に健康になることはできないのです。そればかりか、自分自身の家畜化を進めるだけです。私たちが肉体的・精神的にも「健康」になるためには、人類の家畜化現象と逆行するような方法をとることが必要なのです。

そのためにはまず、身の回りにいる雑多な微生物の存在を認めることです。そして、おおらかに仲良くつきあっていくことです。この第一歩となる方法とはとても簡単であり、非常に大切なことです。それこそ、本書のタイトルとなっている「手を洗いすぎないこと」だったのです。

過度の手洗いこそが、現代人の健康をダメにし、風邪を引きやすくさせる元凶です。そろそろ、この本題についてお話ししていくことにしましょう。

第1章

手を洗いすぎる人は、なぜ体が弱いのか？

手洗いで風邪は予防できるか

春から夏は食中毒予防、秋から冬は風邪予防。

今や日本は、一年中感染症の予防に熱心な国になりました。そうしなければ命を落としかねないほど、私たちの国は不潔で危険な環境にあるのでしょうか。

いいえ、そうではありません。細菌やウイルス、寄生虫など目に見えないほど小さな微生物の存在におびえて、清潔に熱心になりすぎているのが、現代の日本です。

そのことは、手洗いのしかたを見るとよくわかります。「感染症予防の基本は手洗い」といわれ、手洗いの方法はたびたび熱心に指導されます。幼稚園や保育園、学校でも指導されますし、テレビや雑誌、新聞でもとり上げるほどです。

では、推奨される手洗いとは、どのようなものなのでしょうか。よくいわれる「正しい手洗い」をまとめてみました。

① 時計や指輪など、手についているものを外す

② 流水で手を洗う

③洗浄剤を手にとり、しっかり泡立てる
④手のひら、指の腹面をこすり合わせてよく洗う
⑤手の甲、指の背を洗う
⑥指の間（側面）、股（付け根）を洗う
⑦親指、拇指球《ぼしきゅう》（親指の付け根のふくらみ）を、反対の手でねじるようにして洗う
⑧指先、爪の間は、反対の手のひらの上でこするように洗う
⑨手首を、反対の手でねじるようにして洗う
⑩洗浄剤を十分な流水でよく洗い流す
⑪手を拭き、乾燥させる（タオル等の共用はしないこと）
⑫アルコールによる消毒（爪下、爪周辺に直接かけた後、手指全体によく擦り込む）

とても大変な工程です。こんなに細部にわたってていねいに洗わなければ、感染症の予防はできないのでしょうか。しかも、「二回洗いで菌やウイルスを洗い流しましょう」といわれることまであります。そうしてがんばって洗い、最後にアルコール消毒をしても、「アルコールは、ノロウイルスの不活化にはあまり効果がないといわれています」と、消毒剤には

注意書きが示されています。

私も試しに三日間だけ、一日三度の食事前と帰宅時の計四回、この手洗いを実践してみました。すると、どんなことが起こってきたでしょうか。

手の皮膚がカサつき、親指の爪の付け根が裂けてきました。

詳しいことは順々にお話ししますが、手を洗いすぎると皮膚の潤《うるお》いが失われ、カサついてきます。これは自然の現象です。乾燥肌は「老化現象の一つ」とよくいわれますが、そんなことはありません。ふだん石けんを使わない私の手は、七五歳ですがスベスベで、ガサガサなどしていなかったのです。乾燥肌の最大の原因は、「洗いすぎ」です。

そして、次にみなさんが知らない大事なことをお話しします。

洗いすぎると、人の皮膚はどんどんと「キタナイ」状態になり、病原性の弱い菌やウイルスにも感染してしまうほど、ヤワな体になっていくのです。

「流水で一〇秒間」だけでいい

では、私が推奨する「免疫力を強化するための手洗い」を紹介しましょう。

①　両手を軽くこすりながら、流水で一〇秒間流す

以上です。驚きましたか。

手洗いとはこれで十分なのです。

これまで、薬用石けんなどを使って過度の手洗いをしてきた人には、私の推奨する手洗いを疑わしく感じるでしょう。もしかしたら、「流水で一〇秒間方式」に切り替えたばかりのときには、少々の風邪や下痢を起こすこともあるかもしれません。しかし、それはこの手洗いのせいではありません。それまでの過度の手洗いによって、あなたの免疫力が弱まり、十分に育っていないことの現れです。

ですから、多少の下痢など恐れずに「流水で一〇秒間方式」を続けてください。まもなく風邪を引きにくい体になっていくことを実感できるはずです。

手を洗いすぎると汚くなる!?

それでは、なぜ過度の手洗いは、感染症にかかりやすい状態をつくり出してしまうのでしょうか。

人間の皮膚には、表皮ブドウ球菌や黄色ブドウ球菌をはじめとする約一〇種類以上の「皮膚常在菌《じょうざいきん》」という細菌がいて、私たちの皮膚を守ってくれています。

彼らは私たちの健康において、非常に重要な役目を担っています。皮膚常在菌は皮膚から出る脂肪をエサにして、脂肪酸の皮脂膜《ひしまく》をつくり出してくれているのです。この皮脂膜は、弱酸性です。病原体のほとんどは、酸性の場所で生きることができません。つまり、常在菌がつくり出す弱酸性の脂肪酸は、病原体が付着するのを防ぐバリアとして働いているのです。皮膚を覆う弱酸性のバリアは、感染症から体を守る第一の砦《とりで》です。これがしっかり築かれていれば、病原体が手指に付着することを、それだけで防げるのです。

では、石けんで手洗いをするとどうなるでしょうか。

石けんを使うと、一回の手洗いで、皮膚常在菌の約九〇パーセントが洗い流されると報告されています。ただし、一割ほどの常在菌が残っていれば、彼らが再び増殖し、一二時間後にはもとの状態に戻ることもわかっています。したがって、一日一回、お風呂に入って体をふつうに洗う、という程度であれば、弱酸性のバリアを失わずにすみます。

しかし、昔ながらの固形石けんでさえ、常在菌の約九割を洗い流してしまう力があるのです。薬用石けんやハンドソープ、ボディソープなどに宣伝されているほどの殺菌効果が本当にあるのだとしたら、そうしたもので前述の手洗い法のように細部まで二回も洗い、アルコール消毒などしてしまえば、さらに多くの常在菌が排除されることになります。

しかもそれを数時間おきに行ってしまうと、どうなるかわかりますか。わずかながら残されている常在菌が復活する時間さえ奪ってしまうことになるのです。

皮膚常在菌の数が著《いちじる》しく減ってしまうと、皮膚は中性になります。脂肪酸のバリアがつくられないからです。脂肪酸のバリアのない皮膚は、要塞《ようさい》を失ったお城のようなものです。外敵がわんさと襲ってきても、守る術《すべ》を失えば、城は炎上します。

脂肪酸のバリアを失って中性になった皮膚には、外からの病原体が手に付着しやすくなります。こうなると、手指から口に病原体が運ばれやすくなります。

洗いすぎると皮膚は感染症を引き起こしやすい、「キタナイ」状態になってしまう、というのはこういうことだったのです。

肌の乾燥は「季節」や「加齢」のせいではない

「最近、手や顔、体の洗いすぎによって皮膚病にかかる人が増えている」とは、皮膚科医たちの指摘するところです。

私たちの皮膚は、新旧の細胞がたえず入れ替わっていることで、正常な状態を保っています。新しい細胞は皮膚の最奥で生まれ、古い細胞はどんどんと押し上げられ、最後は垢《あか》となって自然とはがれ落ちるようにできています。その垢になる一歩手前の細胞が角質です。角質は細胞としては死んでいますが、決して無用のものではありません。角質細胞は密に手を組んで幾重もの層をつくり、ほこりやダニなどアレルギーを起こす原因物質（アレルゲン）や、病原体などが皮膚の深部へ入り込むのを防いでくれているのです。つまり、皮膚の丈夫さは、角質層がきちんと形成されていることも大事なポイントです。

その角質層は脂肪酸の皮脂膜で覆われていることで、正常な状態を保つことができます。角質層がバラバラにならないよう、皮脂膜が細胞どうしをつなぎとめているからです。

ところが、皮膚を洗いすぎると皮脂膜がはがれ落ちます。すると、角質層にすき間が生じ、皮膚を組織している細胞がバラバラになっていきます。こうなると、皮膚に潤いを与えている水分の多くが蒸発して、カサカサしてきます。この状態が乾燥肌です。

そんな状態の皮膚を、さらに石けんなどを使って洗えば、乾燥肌が進行して炎症を起こすようになります。こうなると、肌がかゆくてしかたがなくなります。この状態を「乾燥性皮膚炎」と呼びます。また、ほこりやダニなどのアレルゲンが皮膚内に入り込み、強いかゆみや肌荒れを起こす「アトピー性皮膚炎」の原因にもなります。

皮膚常在菌のつくる皮脂膜は、天然の保湿成分です。皮膚にとって、皮脂膜ほど肌によい〝保湿剤〟はありません。こんなに大事なことも知らず、多くの人は、常在菌の築いてくれる皮脂膜を手洗いで落とし、人工的につくられた高価な保湿剤を塗っているのです。

それというのも、「冬の時期は乾燥する」「年齢による乾燥肌」などと、コマーシャルでは肌の乾燥を、季節や加齢のせいにしているからでしょう。しかし、肌が乾燥する原因の大半は、洗いすぎです。では、メーカーはなぜその真実を伝えないのでしょうか。洗顔石けんなどの商品が売れなくなるからです。また、肌に潤いを与える保湿剤や美容液は、基礎化粧品のなかでもっとも高価な商品でもあります。

だからこそ、私たち消費者が賢くなる必要があります。「人も自然の生き物である」という原則に戻れば、自分の体がつくり出す皮脂膜ほど肌によいものはないとわかるはずです。

ちなみに、「弱酸性だから肌に優しい」というハンドソープやボディソープの宣伝文句もよく目にします。皮膚が弱酸性なのは、皮膚常在菌が皮脂膜をつくり出してくれているからです。洗浄力の強い石けんで洗えば、それがたとえ弱酸性であったとしても、結局は大事な常在菌や皮脂をはがしてしまいます。つまり、「弱酸性だから肌に優しい」というのも「なんだかよさそう」と消費者にイメージさせる文言であり、正しい情報とはいえないのです。

「清潔」の意味を履き違えるな

もちろん私は「清潔にしてはいけない」と言っているのではありません。身の回りや体を清潔に保つのはとても大事なことです。

現在、内戦の続くイエメンでは、伝染病のコレラが拡大し、二〇一七年六月四日の朝日新聞による報道では、過去一カ月で約七万件の感染が報告され、うち六〇〇人近くが死亡したと伝えられています。また、現地視察をしたユニセフ（国連児童基金）の担当者は「今後二週間で、新たな感染者の疑いは一三万件に達するだろう」と報告しました。感染拡大の原因は、内戦により水道や衛生施設などのインフラが破壊され、衛生状態が悪化していることにあります。

衛生環境を整えることが、感染症予防の必須事項であることは、疑う余地のないことです。実際、日本も近代に入って生活環境が清潔に整い、医学が発展したことによって、国民の平均寿命が延びました。感染症で死亡する人が減ったためです。

しかし、現在の日本の清潔志向は、そうした「命を守るための衛生」から、大きくかけ離れたところにあります。自らの肌を痛めつけてまで手を洗う意味がどこにあるのでしょうか。

私も、石けんを使います。ただ、それはお風呂に入ったとき、一日に一回きりです。たまに手に見える汚れがついたときにも、石けんを使うことがあります。けれども、帰宅時やトイレのあとに洗うのは、流水で一〇秒間だけ。食事の前などは、手が特別に汚れていなければ洗いません。だからといって、食中毒になることもなければ、風邪もめったに引きません。

反対に、石けんを頻繁に使う人ほど風邪を引きやすいのは事実です。

この本を企画してくれた編集者は、以前は一日に一〇回前後もハンドソープで手洗いをしていたといいます。風邪を引くたびに、「手洗いとうがいこそが大事」と予防に熱心になっていきました。それにもかかわらず、すぐに風邪を引いてしまい、困っていました。そんなとき、偶然にも私の本を読んでくれたそうです。

その後、編集者は手洗いをやめました。トイレのあとは、とくにゴシゴシと手を洗っていたそうですが、流水だけにしました。たとえ大便に触って大腸菌がついてしまったとしても、流水で洗えば落とせるのです。

「藤田先生のおっしゃるように手洗いは水で一〇秒間だけにし、うがい薬も使うのをやめたら、風邪をめったに引かなくなりました」

と、編集者は話しておられました。

「清潔」の意味を履き違えてはいけません。現在では、きれいな環境がよいという考えが行きわたりすぎて、私たちを守っている常在菌まで排除するようになっています。それが結果的に風邪を引きやすく、アトピーなどのアレルギー疾患をつくり出すようになっています。

一方、内戦の続くイエメンのような衛生環境の破綻している場所では、今すぐにでも石けんによる手洗いが必要です。日本の各家庭にストックされた薬用石けんすべてと、清潔な水を十分に現地に送ってあげることができれば、たくさんの命が救われることでしょう。イエメンではそれが「命を守るための衛生」になります。

しかし、衛生環境の整った日本では、石けんで過度に手洗いをすることは、かえって「キタナイ」状態をつくり出し、病気になりやすい体を自ら築き上げてしまうことになるのです。

昔ながらの固形石けんがいちばん

皮膚常在菌を大事に育《はぐく》むためには、自宅の洗面所や浴室に置く石けんの選び方も重要です。どのようなものを選ぶと、皮膚のためによいのでしょうか。

いちばんのおすすめは、昔ながらの固形石けんです。一個一〇〇円程度で買える石けんがいちばんです。昔ながらの製法でつくられた石けんには、天然油脂と苛性《かせい》ソーダ（水酸化ナトリウム）しか使われていません。液体石けんの場合は、油脂と苛性カリ（水酸化カリウム）だけです。パッケージの成分表を見ると、水と「石ケン素地」「カリ石ケン素地」と記載されています。これが本来の石けんである証《あかし》です。

これらはいずれも天然の成分であるため、自然の一部である生物との相性がとてもよいという性質を持っています。川や海に流れていけば、微生物たちのエサになり、自然界を汚すこともありません。

そうした石けんを一日一回程度、よく泡立てて使うぶんには、肌荒れを起こすことはありませんし、皮膚常在菌の再生を妨げる心配もないのです。

石けんの本来の役割は、「乳化」にあります。たとえば、水と油を一つのコップに入れると、両者の間にはくっきりと境界線ができます。水と油は性質が異なるため、そのままでは混ざり合わないことはご存じのとおりです。そのコップに石けんを入れると、水と油が混じります。これを「乳化」と呼びます。

本来ならば混じりあわない性質のものどうしを乳化させることで、汚れを落とすことができます。この乳化を起こすものを、界面活性剤と呼びます。ですから、石けんも界面活性剤の仲間の一つです。

界面活性剤は合成洗剤にも含まれます。ただし、合成洗剤で使われる界面活性剤は、石油を原料とし、複雑な化学合成をされてつくられていて、最終的に自然界にはない成分となっています。その種類は約二〇〇〇にもなると推計されています。

この合成界面活性剤は、人の体にとっても、自然界にとっても、決してよいものではありません。合成界面活性剤を含む洗剤を、金魚の水槽に少量入れると、金魚が苦しみながら死んでいくというのは有名な話です。川や海に流れていけば、そこにすむ生き物に少なからず影響を与えますし、水をきれいにしてくれる微生物たちも殺してしまいます。くり返しますが、人間は生物の一種であり、体は自然界で進化してきたものです。そのことを考えれば、合成洗剤が肌や体に与える影響の大きさがよくわかるでしょう。

一方、昔ながらの石けんは、とても安くてシンプルです。しかし、こうした商品だけでは、市場は大きくなれません。そこでメーカーは知恵を絞って、いろいろな付加価値を考え出します。

日本人好みのキャッチフレーズ「殺菌」「抗菌」「除菌」「消臭」「弱酸性」「スッキリ」「爽快」「スベスベ」「潤い」「美白」「美肌」などを商品につけ、それに見あうような成分をさまざまに入れ、他商品との差別化を図っているというわけです。

アメリカ人は薬用石けんを使わない

人類が石けんを使っていたとされるもっとも古い記録は、紀元前三〇〇〇年ごろ、古代ローマ時代のものです。ヨーロッパでは五〇〇〇年以上も石けんが使われ続けてきたということです。安全で安心して使えるものでなければ、五〇〇〇年以上も人が愛用し続けることはなかったでしょう。衛生環境の十分に整っていなかった時代、昔ながらの石けんは、「命を守るための衛生」におおいに貢献してきたものと考えられます。

一方、合成界面活性剤を使った合成洗剤は、第一次世界大戦下のドイツで初めて開発されました。欧米の一般家庭に普及したのは第二次世界大戦後のことです。日本でも広く使われ始めたのは一九五〇年代であり、合成洗剤の生産量が石けんを上回ったのは、一九六〇年代になってからのことです。つまり、欧米でも合成洗剤を家庭内で広く使うようになっていまだ七〇年程度しかたっていません。こんなに短い期間では、人体におよぼす影響を科学的に証明はできません。

それでも、二〇一六年九月に米国食品医薬品局（ＦＤＡ）は、トリクロサンやトリクロカルバンなどの一九の成分を含む薬用石けんやボディソープを、同国内において一年以内に販売を停止する措置を発表しています。

理由は、通常の石けんより殺菌効果があるという科学的な根拠がなく、長期間使用した際の安全性も検証されていないためとされています。

「殺菌」「抗菌」「薬用」と表示されると、消費者は病原菌の増殖を防ぐ効果があると考えてしまいます。しかし、昔ながらの石けんや水で洗うより有効という根拠はなかったのです。

しかも、長期的に使った場合、人体の健康において、利点よりも有害になりうる可能性があることも指摘されました。一部の報道では、「殺菌剤を使うことで耐性菌が増えるリスク」や「ホルモンの働きを阻害するなど健康への影響の懸念」なども報告されています。

トリクロサンとは、殺菌や抗菌などの効果をうたう液体抗菌製品の九三パーセントに含まれている成分です。国内では、この成分を含む商品は、「薬用石けん」「薬用ハンドソープ」「薬用ボディソープ」「薬用洗顔料」と表示されています。ＦＤＡの発表当時、日本ではトリクロサンなど一九成分を含有する薬用石けんが約八〇〇品目も承認されていることを、厚生労働省が公表しています。

人の九割は細菌である

杏林《きょうりん》大学医学部感染症学教室の神谷茂教授は、次のように語っています。

「人は生まれた直後から、微生物とともに生きている。清潔にするのは悪いことではないが、我々の敵か仲間かを見極めず、すべてを敵視するのは、いきすぎだ」

微生物には、私たちに病気を起こすものがいる一方、健康を守ってくれているもの、免疫力の強化に働いているものなどがいます。そもそも、衛生環境の行き届いた日本にて、現在のところ、通常どおりの生活をしている限り、ただちに命を奪うような恐ろしい微生物に遭遇する機会はそれほどありません。ときには風邪を引き、食あたりを起こすのは、それに打ち勝てるだけの免疫力が自分のなかに育っていないからです。

もとよりみなさんは、私たちの体のほとんどが細菌でできていることをご存じでしょうか。

「人の体は九割が細菌、人は一割」という計算があります。

人の体は約三七兆個の細胞で構成されています（以前は「約六〇兆個」と推定されていましたが、現在の研究では約三七兆個と訂正されています）。

これに対し、人体にはどれほどの細菌がすみついていると思われますか。49ページに表

（図表2）を掲載しました。ざっと計算しても、一〇〇兆個以上もの細菌がいます。

これらの細菌は、すべてが遺伝情報を持っています。一方、人体の細胞の中で遺伝情報を持つのは約一一兆個のみです。人体の細胞の約三七兆個のうち約二六兆個は赤血球であり、DNAを持っていません。

つまり、人の体は、遺伝情報を持つもので計算すると、「九割が細菌、人は一割」となるのです。

さらに、遺伝子の情報量で見ると、もっとすごい数字が浮かび上がります。人の遺伝子数はおよそ二万個と推計されています。一方、一人の腸にすむ共生菌たちの遺伝子数は、六〇万〜一〇〇万個にもなります。人の共生菌のほとんどは腸にいますから、単純に計算しても、人の遺伝子の約三〇倍もの遺伝情報を持っていると考えられるのです。

人は、母親の胎内にて無菌で過ごし、誕生とともに無数の細菌を体にすまわせることになります。最近では、細菌に対して「バッチイ」「気持ち悪い」「病気を起こす」とのイメージが先行していますが、実際のところ、人の九割は細菌だったのです。そんな細菌を排除しようとする行為は、自分そのものを消し去ろうとする行為にほかなりません。

私たち人間は、文明社会に生きるなかで、いつしか自己中心的な考えを持ち、自分の想像

図表２　ヒト共生細菌の分布、数

部位	細菌・菌数	部位における細菌数
人腸	10^{11}	10^{14}（100兆）
歯垢（プラーク）	10^{11}	10^{12}（１兆）
唾液	10^{9}	10^{11}（1000億）
肌	$<10^{7}/cm^{2}$	10^{11}（1000億）
小腸上部＊	10^{3}〜10^{4}	10^{11}（1000億）
小腸下部＊＊	10^{8}	
胃	10^{3}〜10^{4}	10^{7}（1000万）

＊十二指腸、腔腸　＊＊回腸

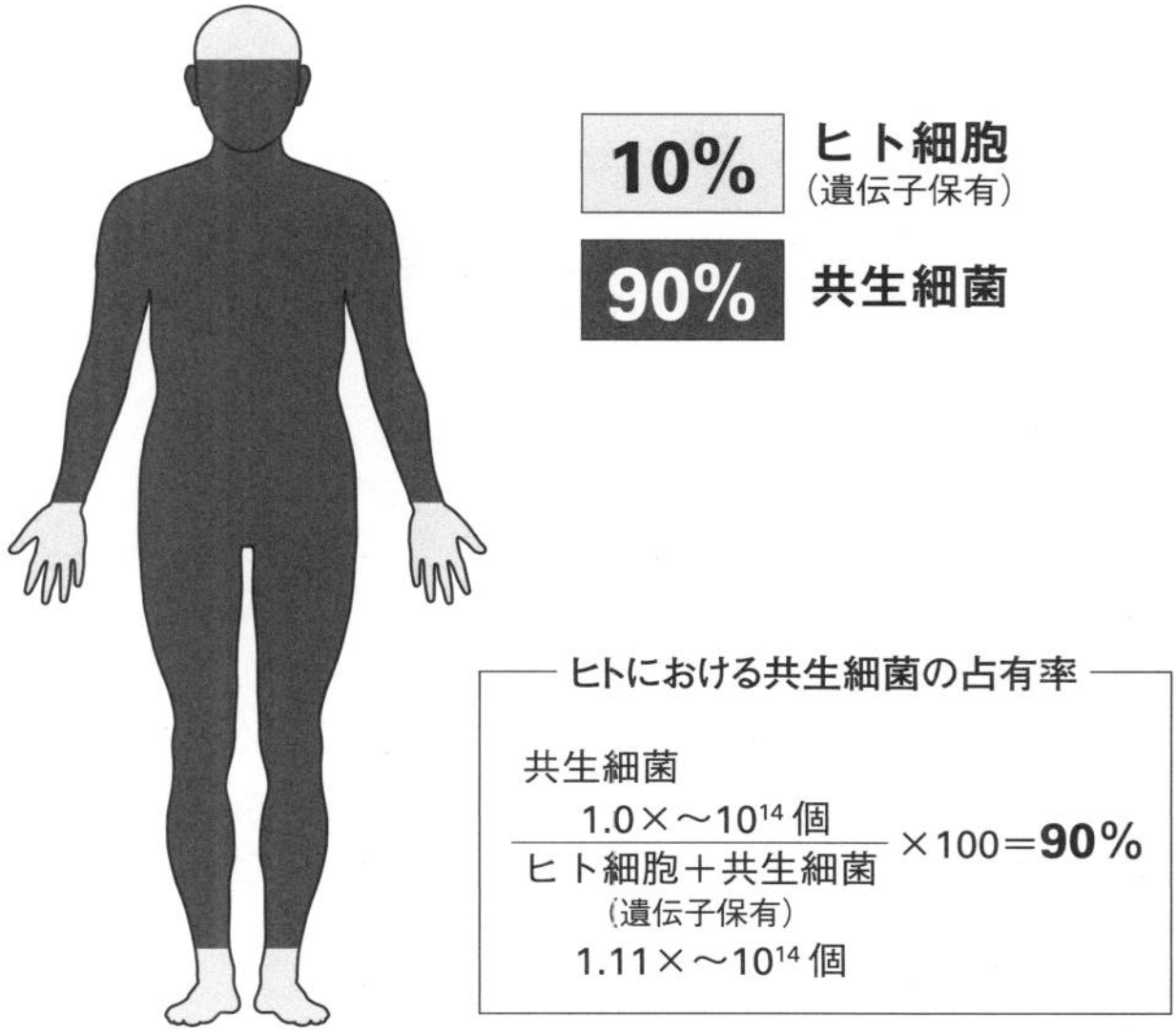

出所：『すこやかメッセージ』2016冬号　貴家康尋博士監修　NPOレックス・ラボ発行

の及ばない世界のものに対して、不安や恐怖を抱くようになりました。しかし、人とは「自己」だけで成り立っているのではなく、「人＋細菌」で「人」なのです。細菌は、決して「他者」ではないことを自覚してください。

それにもかかわらず、現代の日本では、私たちの生活環境にいて免疫力の強化に働いている細菌も、皮膚の健康を守り、感染症を予防してくれている常在菌も、病気を起こす本当に怖い病原体も、すべてをひっくるめて「バイ菌」扱いし、化学合成された薬剤を使って排除しようと熱心になっているのです。

こうした行為は「命を守るための衛生」の真逆にある「健康を壊す衛生」なのです。

腸に「空き家」をつくってはいけない

人の体のなかで、もっともたくさんの細菌がすんでいるのは腸です。

腸の内部には、長い歴史のなかで人類と共生するようになった「腸内細菌」が約二〇〇種、一〇〇兆個もすんでいます。一平方センチメートルあたり数千万個という莫大な数です。

人の腸は、絨毛《じゅうもう》という細かなヒダでびっしりと覆われています。その絨毛は、さらに細かな「微絨毛」で覆われています。その絨毛や微絨毛の間が、腸内細菌のすみかです。彼らは腸の壁にびっしりはりつくようにして、仲間の菌を増やしていきます。この腸内細菌たちが、腸の健康を増進し、免疫力を活性化し、また感染症を防いでくれることがわかっています。

第一に、腸の壁に腸内細菌がびっしりとすんでいれば、病原体が入ってきても問題は起こりません。病原体が入り込めるような「空き家」がないためです。「空き家」がなければ、外から侵入してきた細菌は腸にとりつけず、肛門に向かって通過していくほかありません。

しかも腸内細菌は、外からの侵入者を許しておきません。仲間の菌たちとコロニー（集団）をつくり、自分たちの縄張りを他者に荒らされるのを防いでいます。よって、侵入者はただちに殺され、排除されます。

多種多様な腸内細菌たちがつくるコロニーは、まるで野生のお花畑のような美しさと多様性に満ちています。そこから、腸内細菌の集合体は、「腸内フローラ」と命名されました。

腸内フローラはその景観が美しいほど、多種多様な菌が豊富に生息していることになります。そうした美しい腸内フローラは、侵入者にとっては危険な環境です。排他性が高まっていて、すぐさま排除されてしまうからです。

つまり私たち宿主にとって、多様性に富んだ腸内フローラは感染症を防ぐ堅牢な「要塞」

でもあるのです。

では、どうすれば腸の「空き家」をなくすことができるでしょうか。

腸内細菌たちは外界にいる仲間の菌が腸に入ってくると、働きを活性化させる性質を持っています。私たちの生活環境には、無数の細菌がいます。そのほとんどは人の腸内細菌の仲間であることがわかっています。ですから、腸の「空き家」をなくすには、身の回りにいる細菌と仲良くし、自然と飲み込めるような環境をつくっておくことです。

たとえば、自宅のテーブルや床に落ちたものを拾って食べるのは、腸内細菌の活性化のために最良の方法です。反対に、テーブルや床を殺菌剤などでせっせと消毒している家庭では、腸内フローラを育てられず、腸の「空き家」を増やしてしまいます。

前述した神谷教授は、日本人のいきすぎた清潔志向の危険性を、次のような実験によって調査しました。ネズミを使って、食中毒の原因菌の一つであるサルモネラ菌に対し、腸内細菌がどの程度の抵抗力を発揮するのか調べたのです。

結果、あらかじめ抗菌薬を与えて腸内細菌を殺してしまったネズミは、サルモネラ菌に対する抵抗力を、なんと一万分の一程度にまで落としていることがわかったのです。

腸内細菌は「善」か「悪」かでは語れない

つい最近まで、腸内細菌は培養《ばいよう》できる菌のみで説明されてきました。

しかし、近年の遺伝子研究の進歩によって、腸内細菌の研究は大きく進展しました。すべての細菌類が持っている特定の遺伝子の塩基《えんき》配列から、細菌類を同定できるようになったためです。また、「メタゲノム分析」といって、細菌全体の遺伝子を解析することで、細菌類を調べることも可能になっています。

こうした最新の検査方法によって、これまで知られていなかった細菌の実態が明らかにされつつあります。腸内細菌の種類と数をそれらの方法で改めて調べてみると、培養できる菌に比べて約一〇倍量の菌種と数が存在していることが確認されました。

さらにもう一つ、大事なことがわかっています。腸内細菌の大多数は、善玉菌でも悪玉菌でもなく、日和見《ひよりみ》菌の仲間であったことです。

以前、ヨーグルトや乳酸飲料のメーカーなどが、こんなテレビコマーシャルを流していたのを覚えているでしょうか。「善玉菌を増やして、悪玉菌を減らす」。それが、腸の調子を整えて、健康を増進する方法とされていました。しかし、腸内細菌の世界も人間界と同じく、

「善」か「悪」か、だけで語ることはできなかったのです。腸内環境を整えるうえで、最大勢力である日和見菌もまた重大な存在となっています。

日和見菌とは、その名のとおり、形勢をうかがいながら、有利なほうにつく菌群のことです。善玉菌が優勢で体調のよいときには宿主にとってよい働きをし、悪玉菌が優勢で体調の悪いときには、宿主の健康に害をなすように働きます。

善玉菌が増えて働きが活性化すると体調がよくなり、悪玉菌が増殖すると病気を起こしやすくなることは、みなさんも聞いたことがあるでしょう。その現象は、善玉菌と悪玉菌の問題だけではなく、腸の最大勢力である日和見菌がどちらの味方をするかが、重要な問題だったのです。

そこで大事になってくるのが、善玉菌と日和見菌の仲間を口から飲み込み、繁殖力を高めさせることです。

善玉菌の代表格である乳酸菌やビフィズス菌は、ヨーグルトに多くいることが広く知られています。ただ、ヨーグルトにいる菌は、約九割が胃酸で死に、腸まで届かないこともわかっています。善玉菌は、味噌やぬか漬けなど日本古来の発酵食品にも多くいます。しかも、植物性の善玉菌は、胃酸に強く、生きたまま腸に届きやすいという長所があります。

一方、日和見菌を摂取するにはどうすればよいでしょうか。日和見菌の多くは、土壌菌の仲間であることがわかっています。土壌菌は土の中だけでなく、あなたの自宅の床やテーブルなどいたるところに存在しています。

かつては、食卓に落としたものは、「もったいない」といってご飯一粒まで拾って食べるようにしつけられたものです。腸内フローラを育てるうえで、これほどすばらしいしつけはありません。ところが、清潔志向の高まった今では、「キタナイから食べてはダメ」と叱られることが多くなってしまっているのです。

「落ちたものを食べる」とアレルギーの予防になる

「床に落とした食べ物も、三秒以内だったら大丈夫」という都市伝説のようなルールを聞いたことはありませんか？　この暗黙の「三秒ルール」は多少の違いがあるものの、国境を越えて共通の認識であり、アメリカの場合は五秒で「ファイブ・セカンド・ルール」と呼ばれているそうです。しかも、これらについて、海外では研究が進められています。私と同じように、変な研究に熱中する科学者は、世界中のどこにでもいるようです。

イギリスのバーミンガムにあるアストン大学の微生物学者、A・ヒルトン教授の研究チームは、大腸菌と黄色ブドウ球菌がどのようにして地面から食べ物に移動するかを調査しています。彼らは、カーペットやプラスチック、タイルなど、屋内のさまざまな床に、トースト、パスタ、クッキー、ハム、ドライフルーツなどを落とし、菌が付着する様子を調べました。そうして「床面から食べ物へと移動するバクテリアの量は、経過時間によって変わる」ということを実証しました。

イギリスにあるマンチェスター・メトロポリタン大学の研究チームは、よく消費されている五つの食品について、三秒、五秒、一〇秒間床に落ちた場合の汚染状況の検証をしています。

結果、生ハム、ジャムを塗ったパン、ビスケットのように、塩や砂糖を多く含んでいる食品は有害なバクテリアによって汚染されている可能性が低くなりました。反対に、ドライフルーツと茹《ゆ》でたパスタは、食中毒菌の一種であるクレブシエラ菌にわずか三秒で汚染されたそうです。

以上の研究が物語ったのは、「食べ物が床に落ちてから経過した時間によって、菌の付着量が変化する」という結果でした。ただし、これらの研究をした彼らが声をそろえて語っているのは、「実際に重要なのは、床に落ちてからの経過時間ではなく、落ちた場所である」

ということです。

コロラド大学医学部の細菌学教授H・ロバート博士も、「危険な細菌が潜《ひそ》んでいる、生肉などを扱う台所周辺は避けるべきであり、風呂場などもこのルールから外れる」といいます。

もちろん私も、台所の床のような危険な場所に落ちたものを「拾って食べましょう」とは言いません。しかし、落ちたものはすべて汚いととらえてしまうと、土壌菌やチョイ悪菌を体内にとり入れる機会が減ってしまい、人の免疫力はどんどん落ちていく一方です。

レストランや台所の床に落ちたものは食べないけれども、家庭のテーブルや居間の床に落ちた程度のものなら食べる、というTPOにあわせた「三秒ルール」を実践するのが、腸内フローラや免疫力の育成にも、子どもの教育にもよい影響を与えるだろうと、私は考えています。

「落ちたものを食べる」ということを、私は孫たちにも実践させています。娘たちには「身の回りの細菌と仲良くすることが、アレルギーを遠ざけるんだよ。お父さんはそのことを何十年も訴《うった》え続けてきたんだ。それなのに、お前たちの子がアレルギーになったらお父さんは困ってしまうから、孫たちには落ちたものを食べさせなさい」と言い続けました。

最初は「汚いからヤダ！」と渋っていた娘たちですが、ヤンチャな孫たちは母が教えるまでもなく、テーブルにはい上がっては茶碗を足で蹴飛ばし、こぼれたご飯を手づかみで食べることを、見事に実践してくれました。おかげで成長した今も、誰もアレルギーを発症することなく、風邪もめったに引かず、丈夫な免疫力を見せてくれています。

スリッパをなめた赤ちゃんは元気に育つ

腸は人体最大の免疫器官であり、免疫力の約七割を腸がつくっています。それを支えているのも腸内細菌の役割です。

腸内細菌には、腸にある免疫系の組織や細胞を刺激し、それらの働きを活性化させる働きがあります。また、腸の粘膜細胞の生まれ変わりを助け、腸の働きをよりよく保つ役割もあります。

こうした腸内細菌の働きは、多種多様な菌が豊富にいて、腸にびっしりと菌がすみつき、「空き家」がない状態のときに最大限に発揮されます。

たとえばインフルエンザの流行時期、患者と同じ室内にいて発症する人がいる一方で、無症状の人もいます。この両者の違いを生むものこそ、免疫力の強さであり、腸内フローラの多様性です。

では、多様性に富む腸内フローラを築くには、どうしたらよいでしょうか。

とくに重要なのは、生後一年のうちにどれだけ「バッチイ」ことができるかです。腸内フローラの組成は、生後一年でほぼ決まってしまうからです。

母親の胎内は、一つの細菌もおらず、完全な無菌状態が保たれています。赤ちゃんが最初に菌と触れあうのは、出産のとき。お母さんの産道を通る際です。産道には、デーデルライン桿菌《かんきん》などの細菌が無数にいます。この菌は、善玉菌である乳酸菌の一種です。そうした産道にいる菌を、赤ちゃんはまず吸い込みます。次に出産時、お母さんが大きくいきんだ際に、一緒に出てきた大便にいる腸内細菌と接します。

そのため、誕生のしかたが、自然分娩か帝王切開かによって、得られる腸内細菌の種類は違ってきます。ただし、それ以上に重要なのは、誕生後の生育環境です。

とくに大事なのは、両親や周囲の人たちと行うスキンシップです。赤ちゃんは、抱っこをしてくれた人の手を握りしめて、自分の口に持っていこうとします。これは自らの腸内フローラを豊かに育《はぐく》もうとする、赤ちゃんの本能でもあります。人の皮膚にいる常在菌には、種類に個人差があります。たくさんの人の指をなめることで、赤ちゃんは多種多様な菌を腸にとり込もうとしているのです。ですから、「バッチイからダメ」などと言わず、おおいになめさせてあげることです。

最近では、「虫歯になるからキスをしてはいけない」と指導する歯科医もいるようですが、腸の研究者から言わせると、こんなに愚《おろ》かなことはありません。口内にも唾液《だえき》にもたくさんの細菌がいます。赤ちゃんは周囲の人とキスをすることで、それらの菌を口内や腸にとり込むことができるのです。その中には虫歯をつくる菌もいるでしょう。しかし、多種多様な菌がいる場所では、一種類の菌だけが異常繁殖することはできないものです。また、虫歯菌のエサとなる糖質の摂取を抑えることと歯磨きによって、虫歯は十分に防げます。

このことは、両親だけではなく、おじいちゃんおばあちゃんもきちんと認識しておくことです。「おじいちゃん、バッチイからチュウはやめて」と言われても、孫の丈夫な成長を願うならば、自分の細菌を孫にたっぷりと授《さず》けてあげることです。

また、周囲の人とのスキンシップと同じくらい大事なのは、身の回りのものをペロペロなめさせてあげることです。

赤ちゃんは、床をハイハイした手をそのままペロペロします。きれいに洗浄されたおもちゃより、スリッパの裏をなめたがります。大人から見ると、とても「バッチイ」ことのように見えるあの行為も、豊かな腸内細菌を獲得するためにしていることなのです。わざわざスリッパをなめさせる必要はありませんが、ちょっとなめたぐらいで慌てることもないということです。

このように、たくさんの人やものとふれあうことで、赤ちゃんはスポンジのように多種多様な菌をとり込み、共生菌を増やしていきます。そうして生後一年以内にとり込んだ細菌たちが、その子の免疫力を生涯にわたって左右する腸内フローラの礎《いしずえ》となるのです。

母乳育児が赤ちゃんの成長によい理由

ただし、赤ちゃんはふれあったすべての菌を腸にすまわせるわけではありません。腸壁には「ＩｇＡ」という抗体が存在しています。最近の研究では、ＩｇＡ抗体が細菌の選別をしていることがわかっています。

抗体とは、免疫システムの中心となるものの一つです。病原体などの異物を倒すための「武器」というとわかりやすいでしょう。免疫システムは、異物が体内に入ってくると、その異物にある目印（抗原）と特異的に結合して破壊する抗体をつくり出します。免疫システムは、どんな異物にもピッタリと合う抗体をつくり出すことができます。

抗体には「ＩｇＧ」「ＩｇＥ」「ＩｇＡ」「ＩｇＭ」などのいろいろな種類があります。このうち、腸壁の表面に分泌される粘液に大量に存在しているのがＩｇＡ抗体です。

生後一年以内の赤ちゃんの腸は、ふれあった細菌をどんどんとり込んでいきます。その際、どの細菌は腸にすまわせ、どれは受け入れないのか、それを決めているのがＩｇＡ抗体です。抗体は免疫システムの武器としてのみ働いているのではありません。腸では、ＩｇＡ抗体がくっついた細菌だけが腸内の粘液にすむことを許され、そうでないものは定着できないシステムになっています。

つまり、腸は無分別に菌をすまわせているわけではない、ということです。人の腸内細菌としてふさわしくないものは、排除されます。ですから、お母さんが「バッチイからダメよ」と制する必要はなく、腸の選択にまかせておけばよいのです。

腸内フローラの組成を豊かに築くためには、ＩｇＡ抗体を腸にたくさん分泌させておくことも大事です。その際、重要となるのが母乳です。

ＩｇＡ抗体は母乳にも含まれています。とくに母親が初めて出す初乳《しょにゅう》には、たくさんのＩｇＡ抗体があります。「生後間もない赤ちゃんには初乳を飲ませなさい」と昔からいわれてきました。初乳を飲むことで、免疫力の未熟な赤ちゃんも感染症から身を守ることができるとされるからです。それとともに、多様性に富む腸内フローラを築くためにも、初乳が必要なのです。

なお、母乳か人工栄養（ミルク）かによっても腸内フローラの組成は違ってきます。母乳で育った子は、ミルクで育った子よりアレルギーになりにくいというデータがあります。日本の育児用ミルクは精度が高く、母乳に少しでも近づけようとの研究が重ねられています。それでも、母乳に勝ることはできないようです。ミルクの原料となる牛乳にもＩｇＡ抗体は含まれますが、牛の乳にあるＩｇＡ抗体が人の腸内でどう働くのかはわかっていません。

母乳育児がよいとわかっていても、思うように母乳が出ず、悩まれているお母さんも多いでしょう。そうした場合には、哺乳瓶を消毒せずに使うようにしてください。十分に水で洗えば大丈夫です。消毒剤につけ置きしたり、熱湯消毒などはしないことです。とくに薬剤を使って消毒したりすれば、菌を殺す薬を腸に入れてしまいかねません。

また、母乳が思うように出なくても、赤ちゃんに乳首を吸わせることは続けましょう。このときにも、乳首を洗浄する必要はありません。赤ちゃんは授乳によっても、お母さんの皮膚にいる細菌をとり込んでいるのです。

まずは二週間「清潔志向」をやめてみる

それでは、生後一年以内に腸内フローラの組成を豊かに築けなかった場合、免疫力が弱く、アレルギーになりやすく、生涯にわたって病気になりやすい体になってしまうのでしょうか。

心配はしないでください。生後一年でつくられた腸内フローラの組成を育てるのは、そこからの生活です。

腸内フローラの組成は変わらないけれども、菌の数の変動は日々起こっています。腸内細菌は、自分の好みのエサが腸に入ってくると数を増やします。また、仲間の菌が入ってくると働きを活発化させます。ですから、善玉菌や日和見菌のために、好物のエサや仲間の菌をたくさんとり込んであげれば、腸内フローラの組成がたとえ貧弱であったとしても、よい働きをする菌の数を増やすことができ、免疫力を高められます。

腸内フローラの数の変動はわずか二四時間で起こり始め、二週間あれば腸内環境をすっかりよくすることができます。ただし、このスピードは悪い方向に変わるときにも同じように働きます。また、腸内フローラの組成が貧弱な人ほど、腸内環境を整える努力をやめてしまうと、たちまち悪化しやすくなります。

ですから、腸内環境の改善には、まずは二週間続けることです。その手始めとして取り組んでみてほしいのが、薬用石けんなどを使った過剰な手洗いをやめ、ふだんは流水で一〇秒間の手洗いでよし、とすることです。同時に、消毒剤の使用などもやめましょう。

最初は抵抗を感じる人も、試しに二週間実践してみてください。それだけで手荒れはおさまり、免疫力はだんだんと強くなっていきます。それを実感できたとき、いきすぎた清潔志向に陥っていたことを自覚できるでしょう。

第2章——清潔志向がアレルギーを増やしている

日本人をアレルギーから守っていた寄生虫

アレルギー疾患になる人が大変多くなっています。現在、三人に一人がなんらかのアレルギー疾患を持っているとも推計されています。

アレルギー疾患は患者数が増大した今でこそ珍しい病気ではありませんが、一九五〇年代以前にはほとんど見られない病気でした。日本人のスギ花粉症の第一例は、一九六三年に栃木県日光市で見つかっています。日光のスギ並木は、一七世紀前半に、約二万四〇〇〇本のスギが植えられたものとされます。立派なスギ並木が三世紀にわたって茂っていたことになりますが、その間、スギ花粉症になったとの例は報告されていません。

ところが、一九六三年の第一例の報告以降、スギ花粉症の患者は爆発的に増えていくことになります。このとき、日本人の体では、何が起こっていたのでしょうか。

次ページにグラフ(**図表3**)を掲載しました。よく見てください。一九六〇年代半ば、結核や寄生虫の感染者が急激に減っていきます。それを待つかのようにして、花粉症などのアレルギー性鼻炎、アトピー性皮膚炎、気管支喘息《ぜんそく》などのアレルギー疾患が急増することになります。

図表３　60年代から急速に増加するアレルギー

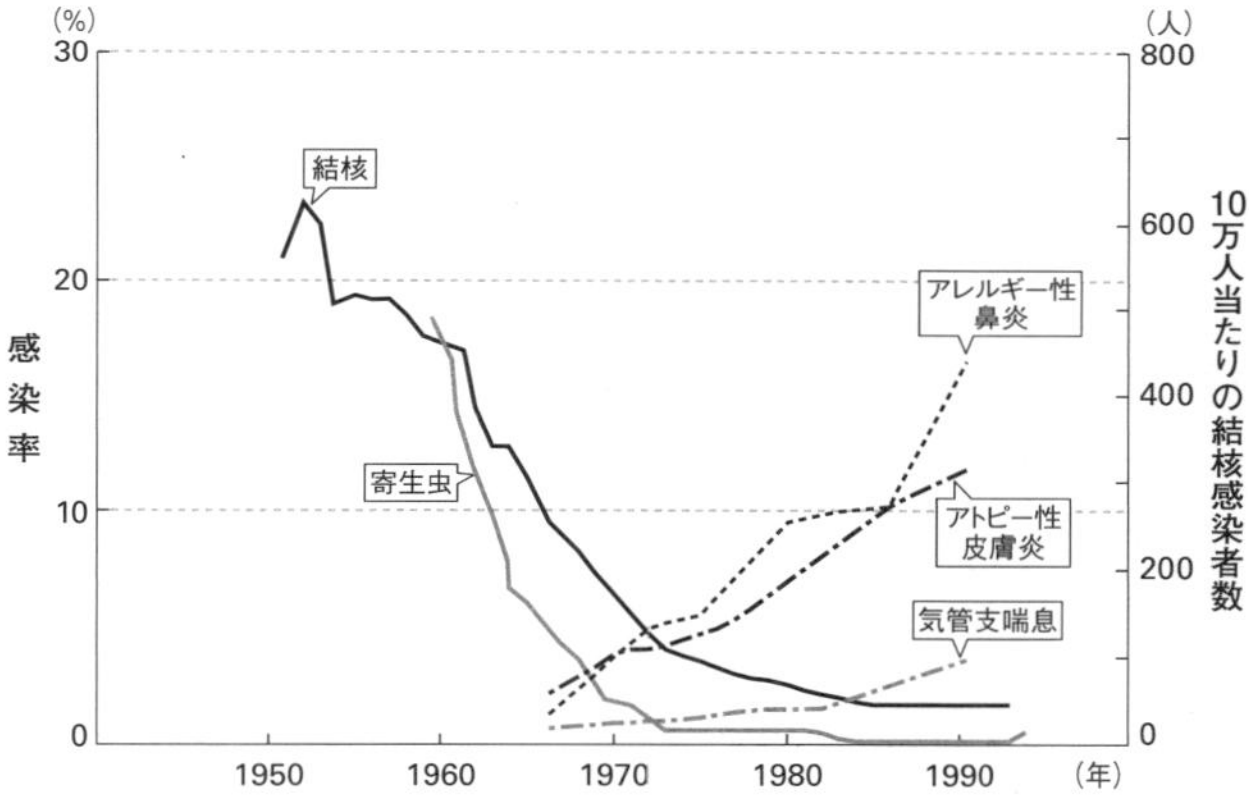

出典：『アレルギーの９割は腸で治る！』2011年、大和書房

これは偶然でしょうか。いいえ、日本人が寄生虫を追い出したことが最大の原因だろうと、私は考えています。縄文以前の昔から、日本人はおなかに寄生虫をすまわせてきました。その寄生虫が、日本人をさまざまなアレルギー疾患から守っていたことが、私たちの研究によってわかっています。

私が、寄生虫とアレルギー疾患の関係性に気づいたのには、インドネシアのカリマンタン島での暮らしがありました。五〇年ほど前から毎年通い、現地の人たちの医療調査を続けてきたのですが、初めて現地に入った際、日本という超清潔な国で培《つちか》われた私の常識は、ことごとく覆《くつがえ》されました。島の人たちは、マハカム川に排泄《はいせつ》をします。そして、その川の水で料理をつくり、お皿や服を洗い、歯を磨き、コーヒーを入れます。子どもたちは、川に飛び込み、毎日、おおいに遊びます。日本のように石けんや洗剤など使う人は誰もいません。

初めてこの光景を見たとき、絶句しました。子どもたちに、「そんな汚い川で遊んでいると病気になるよ」と注意しました。すると、子どもたちは「変なことを言うドクターが来たな」と首をかしげました。よくよく観察していると、現地の子どもたちはみんな目をキラキラと輝かせるほど健康的な笑顔で人なつっこく、大人も肌や髪がツヤツヤしています。アトピー性皮膚炎や花粉症で苦しむ人は一人もいなかったのです。

なぜ、汚い川で遊んでいる子どもたちにアレルギーがなく、コレラや腸チフスに感染する人も少ないのか。それが私の生涯にわたる研究テーマの一つとなりました。

川の水質検査をしてみると、〝便の成分〟がいっぱいでした。大腸菌のような腸内細菌がウヨウヨいましたし、寄生虫の卵も見つかりました。ところが、不思議なことに、病原菌はそれほど多くなかったのです。そして、現地の人は子どもも大人もほとんどが回虫に寄生されていました。

私は自分の少年時代を思い出しました。自分も旧友も、みんな回虫持ちでしたが、アレルギーの子は一人もいませんでした。

私は回虫が日本人のアレルギー反応を抑えていたに違いないと考え、五年以上もこの研究に打ち込み、寄生虫の体内からアレルギー反応を抑える物質をとり出すことにようやく成功しました。それは、寄生虫の分泌物や排泄液の中に存在する分子量二万のたんぱく質だったのです。私はこれを「DiAg」と名づけました。

アレルギーを新薬で治すと、がんになった

寄生虫は、免疫システムにとっては異物であり、侵入者です。体内に入ってくると、免疫システムはこれを排除するための抗体をつくり出します。この抗体に攻撃されては、寄生虫は人の体内で生き続けられません。

そこで、寄生虫は人の腸のなかでたくさんの便を出します。その便のなかには、抗体を不活化させるDiAgが大量に含まれます。DiAgは、寄生虫を攻撃する抗体を働かせないだけでなく、他のアレルゲンにも抗体が反応しなくなる作用を持っています。そのため、寄生虫がおなかにいると、あらゆるアレルギー反応が起こらなくなることがわかったのです。

寄生虫と人との関係は、次のような会話で表せるのだと考えます。

人「寄生虫くん、私のおなかにすんでいてくれていいよ」
寄生虫「ありがとう。お礼にぼくがアレルギーを抑えてあげるね」

人の腸にすむ寄生虫は、人の腸内でしか生きられないからこそ、人の免疫をかいくぐりながら暮らします。また、宿主が病気になってしまったら、寄生虫も安住の地を奪われることになります。そこで寄生虫は、自分にとっても宿主にとっても、よりよい体内環境を築くためにDiAgを分泌していたのです。

こうした回虫などの寄生虫と人との共生関係は、一夜にしてできるものではありません。それは長い長い進化の歴史の中で築いてきたものであり、太古の昔から絶妙のパートナーであったと私は考えています。

ところが日本人は戦後、この共生関係を断ち切ることに熱心になりました。私たちの体を守ってくれていた寄生虫を「キタナイ」「キモチワルイ」といって追い出したのです（その理由と方法については、114ページからお話しします）。

寄生虫の便にアレルギーを抑える作用のあることを発見した私は、「DiAgを薬にできれば、アレルギーを治すことができる」と、新薬の開発に挑みました。そうして完成したDiAg薬を重症なアトピー性皮膚炎のネズミに注射してみました。すると、たった一回の注射で皮膚がきれいに再生されることが確認されたのです。

「アレルギー疾患は治らない」といわれています。これは現在も変わっていません。新薬の驚くほどの効果を目にし、「これは世界的な発見だ！　ヘンな男だといわれながら、めげずに研究を続けてきてよかった。ノーベル賞をもらえるかもしれない」と、心底喜びました。

ところが、事はそううまくは運ばなかったのです。

結論からいえば、〝新薬〟はアトピーを一発で治したのですが、これを薬として用いると、ウイルス感染やがんになりやすい体質になってしまうことが判明したのです。重大な副作用を持つ薬だったのです。

なぜ、こんなことが起こったのでしょうか。簡単に説明しましょう。

アレルギーを担当する免疫と、感染症やがんを担当する免疫は、シーソーのようにバランスをとりあいながら私たちの体内で働いています。ところが、薬としてDiAgを投与してしまうと、シーソーの絶妙なバランスを壊してしまいます。アレルギー担当免疫の働きが強くなりすぎて、がん担当免疫の働きを弱めてしまうのです。

しかし、寄生虫が腸にいても、人がそれによってがんになることはありません。昔から人と共生してきた寄生虫は、腸のなかでアレルギーを抑えつつも、がんを抑制するということを同時にしてくれていたのです。

そこで、私はがん担当免疫を大きくする成分を寄生虫から再度とり出し、DiAgと一緒に投与することにしました。けれども、これもうまくいきませんでした。その新薬をネズミに注射したところ、今度は新薬に対する抗体がつくられてしまったのです。抗体ができる、ということは、免疫の排除機能が働き、体内にて深刻な炎症が起こるということです。

ここにきて、私のノーベル賞への夢は絶たれました。その一方で、寄生虫の働きのすばらしさに感動しました。寄生虫は、私たちの腸にいて、アレルギーを抑えることも、がんを防ぐことも、宿主の体にいっさいの負担をかけずにやってくれていたのです。

アレルギーやがんは西洋医学では治せない

私は、一〇年近くにも及ぶこの一連の研究を終えたのち、医者として重大なことに気づかされました。それは、

「アレルギーやがんのような免疫バランスに関わる病気は、西洋医学的なアプローチでは解

決できない」

ということです。

西洋医学は、一つの薬で一つの病気を治すことを得意とします。これは西洋医学が、すべての病気の予防と治療は、病因さえ発見できれば解決されるという「単一要因説」によって華々しく発展してきた医学だからです。

西欧人は現在まで、自然と人を対比してとらえ、人類の繁栄や快適な生活のために征服すべき対象と見なしてきました。病気を人から切り離し、その要因のみを理論的に追究してきたのです。結果、たしかに西洋医学は今日まで大変な勢いで発達し、人類にはかりしれない恩恵をもたらしました。

しかし今、西洋医学は大きな壁にぶつかっています。病気の原因を単一要因で解決する時代はすでに終わりを迎えているからです。現代人類に与えられた大きな病気、とりわけ、アレルギーとがんは西洋医学だけではとうてい解決できません。なぜなら、これらが免疫の弱体化を最大の原因として発症する病気だからです。免疫バランスに関わる病気は、全身に及ぶものであり、体全体を診《み》ていかなければとうてい改善していけるものではないのです。

一方、東洋医学は、病気を人と一体のものと考えています。この分野が医学の主流となれなかったのは、自然のなかで病気をとらえようとするため、病気そのものを理論的に分析し、広く解説できなかったためです。

しかし私たち現代人が、アレルギーやがんという免疫バランスに関わる病気と向かいあうには、「人と自然は一体である」という東洋の思想に戻ることが必要です。東洋医学では、人間の体を総合的に診て、さまざまな成分を含む自然の生薬《しょうやく》を投与したり、体温を上げたり、バランスのよい食生活にしたりすることを指導します。つまり、免疫力を高めて、体本来が持つ病気を治す力「自然治癒力」を導き出そうとするのが、東洋医学の考え方です。

東洋医学の考え方でいえば、人の腸にすむ寄生虫もまた自然であり、人と一体のものです。その一体をなす寄生虫を「キモチワルイ」「不潔」「キタナイ」と一方的に排除する清潔社会によって、新たに生み出された最大の病こそアレルギーであり、そしてがんなのだと、私は考えています。

共生菌が私たちを救う

私たちの免疫を担当する細胞のなかには、寄生虫がやってきたら「こんにちは」とあいさつをする細胞がおり、ウイルスが来たらお茶を出す細胞があり、細菌が来たらそれに対応する細胞がいます。これは一万年前の人たちとなんら変わっていません。

ところが、私たち宿主が身の回りの微生物をすべて排除してしまうと、これらの細胞は対応する相手を失い、「無職」になってしまいます。一九六〇年代以降、アレルギー患者が急増しているのは、いきすぎた清潔社会が、人の免疫細胞たちを「無職」で「怠け者」にした結果、起こってきていることでもあるのです。

職を失った免疫細胞ほど、やっかいなものはありません。それらの細胞はヒマを持てあまし、あいさつをしなくてよい花粉やダニの死がい、ハウスダスト、食べ物のたんぱく質などにあいさつするようになります。そうしてアレルギー疾患が出現するというわけです。

しかも、一度働く意欲を失った者のお尻を叩くのは大変なことです。「がんばろう」と思っても、体と心に力が入りません。「無職」になった免疫細胞は怠けグセがつき、日々、絶え間なく体内で発生するがん細胞を叩きのめすパワーを失ってしまうのです。

日本人は、昔からともにいた回虫などの寄生虫をすでに追い出してしまいました。アレルギーやがんがイヤだから、もう一度回虫を腸に入れようといっても、それは非常に難しいことです。まず、寄生虫の卵を飲み込む機会がありません。たとえ運良く飲み込めたとしても、現代的な食事や暴飲暴食を寄生虫は好まず、よいエサとならないため、無事には育たないのです。

私は、寄生虫がアレルギーやがんを抑えていることを証明するために、自分の腸のなかで五代、一六年にわたってサナダ虫を飼い続けたことがあります。おかげで私はいまだにアレルギーにもがんにもなっていません。ただ、何人もの人に「ボクにも（私にも）飲ませてください」と懇願《こんがん》され、そうしてあげましたが、腸のなかで無事に育てられたのは数人だけでした。

では、もはや寄生虫との共生を望めない私たちは、アレルギーやがんの予防や克服をあきらめなければならないのでしょうか。

私たちの腸には、まだ一〇〇兆個という腸内細菌がいます。皮膚にも口内にも鼻のなかにも共生菌たちがいて、私たちを守ってくれています。共生菌たちは、宿主を守っていれば、十分なエサにありつけることをよく知っています。宿主の健康は、共生菌の繁栄に直結することなのです。だからこそ共生菌たちは、今この瞬間も免疫力を強化しつつ、免疫バランスを絶妙に整えるために働いてくれています。

寄生虫がいなくなった今、免疫力の強化に私たちが頼れるのは、腸内細菌や皮膚常在菌などの共生菌だけです。だからこそ、彼らを大事にしなければいけないのです。

宿主である私たちが、大切な共生菌たちを守り、十分なエサを与えてあげること。薬剤などを使って彼らの仲間をむやみに排除しないこと。それが、アレルギーやがんなど免疫バランスに関わる病気を防ぎ、改善するための唯一の道といっても過言ではないのでしょう。

「一人っ子」「第一子」はアレルギーになりやすい

アレルギーと清潔志向の関係を示す興味深いデータがあります。一つは、「兄弟の数が少ない子ほど、アレルギーになりやすい」というものです。

一人っ子ともなれば、どうしても子どもの行動に目が向いてしまいがちでしょう。そして、それは清潔志向に向かいます。「バッチイ、バッチイ」と子どもの行動を制限し、「ご飯の前は、ちゃんと石けんでキレイに手を洗いなさい」と注意し、衣類や寝具など子どもの肌に触れるものは抗菌グッズでそろえ、除菌スプレーを吹きかける……。すべては子どもの健やかな成長を望む親心なのだと思います。しかし、残念ながらそれらの行為は、すべて逆効果となることは、これまでお話ししてきたとおりです。

一方、兄弟が多くなると、親は一人ひとりの細かな行動にまで目が届かなくなります。そのぶん、子どもはバッチイことを思う存分でき、腸内フローラを自らしっかりと育てられる

図表4　第一子はアレルギーになりやすい

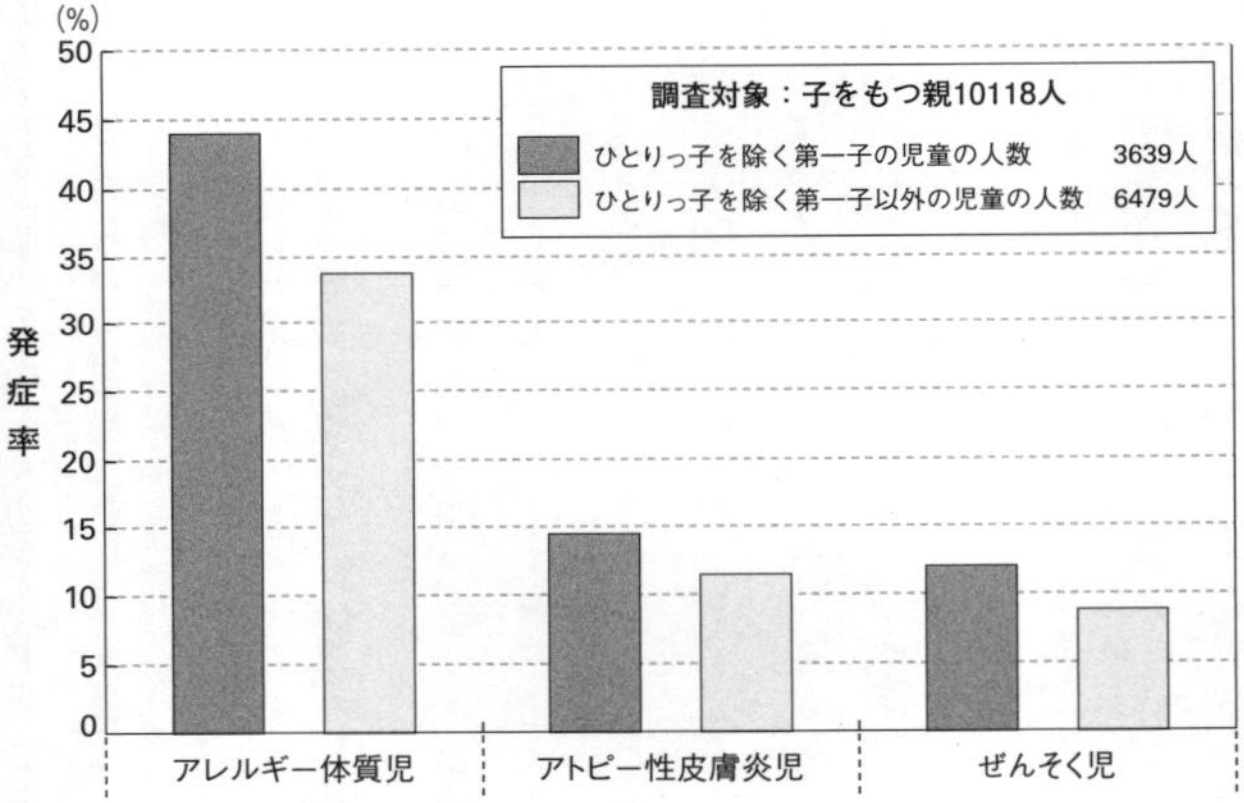

出典：中岡嘉子、千葉康則 日本小児アレルギー学会誌 1994年

のでしょう。その結果、アレルギーを抑えられるのだと考えられます。

また、第一子は他の兄弟に比べてアレルギーになりやすいこともわかっています（図表4）。

一人っ子と同じく、お母さんは第一子にはとかく目が向かいがちなものです。ときには、神経質なまでに手をかけてしまうこともあるでしょう。それが第二子、第三子になると、育児の経験から「このくらいならば大丈夫」と加減がわかるようになり、いい意味で手を抜けるようになるのだと思います。

私の知人の女性は、三人の子持ちです。最初の子のときには、初めてのことばかりで不安が大きく、哺乳瓶はもちろん、離乳食で与える野菜まで野菜洗い用の洗剤で洗っていたそうです。赤ちゃんがハイハイするときには、それ専用のカーペットをわざわざ床に敷き、そこを夫が歩こうものなら悲鳴を上げて阻止したともいいます。それが第三子になると赤ちゃんがバッチイことをするのも気にならず、公園の土の上を転げ回り、アリをつまんで口に入れてしまっても、笑って見ていられるようになりました。彼女の子どもも、第一子はひどいアレルギー性鼻炎で、第二子、第三子は健康優良児だとのことです。

子どもには泥んこ遊びをさせなさい

親が手をかけすぎないという点において、保育園に早くから預けられた子どものほうがアトピーになりにくい、というデータもあります。

保育園には、大勢の子どもたちがいて、一緒に遊んでいます。オモチャなどその辺に転がっているものをみんなが触り、その手をしゃぶったり、つないだりしながら、ウイルスや細菌にさらされる機会を自然と増やすことができます。そのおかげで、幼いうちから免疫力がつくのです。

一方、自宅で一人で子育てをがんばるお母さんは、子どもの一挙手一投足を見ていて、テーブルや床に落ちたものを拾って食べようとしたり、オモチャを口に持っていったりすると、「バッチイからダメ!」とつい制限してしまうのでしょう。部屋を神経質なまでにきれいに掃除したり、子どもの触れるものを消毒したりして、子どもをウイルスや菌から一生懸命に守ろうとします。しかし、その努力が、愛《いと》しいわが子をアレルギー体質にし、感染症にかかりやすくしている可能性があるということなのです。

さらに、子どもの遊び方も重要です。「子どもは遊びが仕事」と、昔からよくいいます。ところが現在、都会では子どもたちの遊び場が減り、ゲーム人気も重なって、外で遊ぶ子がめっきり少なくなっているようです。

私は、以前沖縄にて、「泥んこ遊びをしている子どもにはアレルギーが少なく、部屋でコンピュータゲームなどの〝一人遊び〟をしている子どもは、アレルギーになりやすい」ことを調査し、確認しました。

同様の調査は、『日本小児アレルギー学会誌』(一九九四年)にも発表されています。

子を持つ親一万人あまりを対象にしたこの調査では、「屋内の遊びが多くなった」「全体として友だちどうしの遊びが少なくなった」と答えた人のうち、四〇パーセント前後の子どもがアレルギーになっていたのです。

泥んこ遊びをさせるうえで、お母さん方が心配するのは、「土のなかに悪い菌がいないか」ということでしょう。

たしかに、土壌中には人体に入るとよくない細菌もいます。しかし、そうした細菌がいる確率はきわめて低いのです。くり返しお話ししていますが、今の日本の生活環境には、体内に入るとただちに命を奪うような恐ろしい病原体はほとんどいません。

一方、土のなかには子どもの免疫力の向上に役立つチョイ悪菌はたくさんいます。腸内細菌の仲間たちもいっぱいいます。そうした菌に触れさせないと、免疫力はどんどん弱ってしまい、結果、アレルギーになりやすくなるのです。

しかも、大人がバッチイと感じる子どもの遊びは、子どもの心を豊かにし、脳の発達を助けるうえでも役立ちます。

私は、さまざまな団体に招《まね》かれ、講演活動も行っています。十数年前、ある幼稚園に講演を頼まれて出かけました。その幼稚園は、毎日園児たちを泥んこにして遊ばせていました。この幼稚園の一〇〇メートル先には、ピカピカな園舎が印象的な、英才教育を行っている幼稚園があります。泥んこ幼稚園の先生は「みんな、あちらのピカピカ幼稚園に行ってしまうのです」と困っていました。私は「自信を持って、子どもたちに泥んこ遊びをたくさんさせてあげてください。子どもの将来にとっては、英才教育よりも泥んこ遊びのほうが、絶対によいですよ」と励ましました。

今、この二つの幼稚園はどうなっているでしょうか。ピカピカ幼稚園はもはやピカピカではなく、ガラガラ幼稚園になっています。一方、泥んこ幼稚園はなかなか入園できない、地区でいちばんの人気幼稚園です。「泥んこ幼稚園の卒園生は、優秀な高校や大学に進学する子が多い」と話題になり、入園希望者が殺到しているということです。

自然破壊が恐ろしいウイルスの発生を招く

新興の病原体が、人類に新たな病気を引き起こすケースも相次いで起こっています。

人類が出合ったもっとも恐ろしい微生物は、エボラウイルスとされています。感染すると体中のいたるところから出血することから、病名は「エボラ出血熱」とされ、致死率の非常に高いことで知られています。一九七六年以降、アフリカのコンゴ、スーダン、ガボン、コートジボワール、ウガンダで相次いで流行してきました。

二〇一四年に西アフリカで大流行した際の脅威は、記憶に新しいでしょう。世界保健機関（WHO）の発表によると（二〇一五年一〇月一八日まで）、感染の疑いも含めて二万八五一二人が感染し、一万一三一三人が死亡しました。致死率は四〇パーセントでした。このとき、いつ世界中にエボラウイルスが広がるのか、日本に入ってきたらどうなるのかと、固唾《かたず》を呑《の》んでニュースを見守っていた人は多かったのではないでしょうか。

エボラ出血熱は、終息が宣言されました。しかし、またいつ流行するかはわかりません。二〇一七年の五月にもエボラ出血熱の感染やそれによる死亡例がＷＨＯから発表されています。

ウイルスには必ず「共生している宿主」がいます。ウイルスは、宿主の体内でしか繁殖できないからです。そこで、共生する宿主のなかでは、病原性を発せず、おとなしく暮らしています。こうした宿主を「自然宿主」といいます。自然宿主を持たないウイルスは、この地球からすぐに消えてしまう運命です。

エボラウイルスの自然宿主は、コウモリであることがわかっています。コウモリの体内にいるときには、エボラウイルスはなんの症状も表しません。しかし、人間やゴリラ、チンパンジーなどの霊長類に感染すると、死にいたらしめるほどの病原性を発揮します。自然宿主ではない動物の体内に侵入すると、ウイルスは大暴れするのです。

ではなぜ、コウモリを自然宿主とするエボラウイルスが、人間に感染するような事態が起こったのでしょうか。

西アフリカには大規模な熱帯林がほぼ太古《たいこ》のままの姿で残り、ユネスコが世界遺産に登録しています。この太古の森の奥に、人類をもっとも恐れさせているエボラウイルスが潜んでいます。

熱帯雨林の植物たちは、たくさんの微生物と闘っています。植物に病気を起こす病原菌はおよそ一万種も存在するといわれています。当然のことながら動物に襲いかかる微生物は、さらに多くなるでしょう。ただし、動物も植物も、無数の微生物たちと相互に関与しあい、共生関係を結び、病原菌から身を守っています。それが太古の森では一つの秩序として守られてきました。

その秩序を乱してしまった最大の原因が地球温暖化です。大規模な森林破壊などの環境の変化も、ウイルスなどの病原体を変異させる引き金になっています。地球温暖化や森林伐採などによってすみかを追われた動物は、人間の生活環境に入り込みつつあります。そうして、動物のウイルスを人間世界にばらまくのです。

また、人間が太古の森にわけ入り、そこにすむ動物と接触することも大きな問題です。西アフリカではコウモリを食用ともしています。

こうしたいくつもの要因が重なって、コウモリと接触した人からエボラウイルスは人間の世界に侵入し、森の世界の秩序から解き放たれ、人類を襲うようになったのです。

インフルエンザ予防のワクチンは本当に有効か

ウイルスの特徴は、次々に突然変異を起こして姿を変えていくことにあります。

たとえば、二〇〇二年に中国で発生したＳＡＲＳ（サーズ、重症急性呼吸器症候群）は、世界中をパニックに陥れました。広東省で発生し、香港まで広がりましたが、わずか三～四カ月間のうちに病原ウイルスは突然変異を起こし、人から人へと感染していくうちに狂暴なウイルスに変貌していきました。

ちなみに、ＳＡＲＳの原因となったのは、コロナウイルスです。コロナウイルスは、鼻水を起こす程度の風邪の一〇～二〇パーセントを占《し》めるごく一般的なウイルスです。電子顕微鏡をのぞくと、冠《かんむり》のような突起が出ているところからコロナ（冠状）ウイルスと名づけられました。ただし、ＳＡＲＳウイルスは、通常のコロナウイルスとは遺伝子配列が異なります。それが突然変異を起こして毒性を強めていったのです。

自ら細胞を持たないウイルスは、栄養を吸収したりエネルギーをつくったりすることができません。そこで、他の生物に寄生し、増殖するのです。

寄生されるものは宿主、または「ホスト」とも呼ばれます。病原性を持つウイルスは、ホストの細胞のなかに入り込み、正常な代謝活動をさえぎって、自分自身のコピーをつくらせるよう指令を出します。一個の細胞からは何千という新しいウイルスの粒子が飛び出し、次々と新しい細胞に感染していくのです。

感染された細胞は弱り、やがて死んでいきます。そうした細胞が増大すると組織障害が現れ、ホストは病気になります。致死率の高いウイルスに感染されれば、死にいたることにもなるのです。

医学は大きく発展しましたが、ウイルスを殺す薬がいまだつくられないのは、ここにあります。細胞のなかに侵入したウイルスを殺そうとすると、ホストの細胞も殺してしまうことになります。

たとえば、風邪を起こすのは、コロナウイルスやアデノウイルス、ライノウイルスなど、大半がウイルスです。「風邪を治す薬はない」とよくいわれるのは、「人の細胞を傷つけずに、ウイルスだけを殺す薬がない」ということです。風邪で抗菌薬を処方する医師もいますが、抗菌薬は細胞を持つ細菌の増殖を防ぐもので、細胞を持たないウイルスにはまったく効かないのが真実です。

また、ウイルス感染を予防するワクチンも、現代の医学ではつくることもできません。

それではなぜ、毎年冬を迎える前になると、インフルエンザの予防のためにとワクチンの接種がすすめられるのでしょうか。「ワクチンを打ってもインフルエンザにかかる。でも、軽くすむことが多い」といいます。この言葉を不思議に思ったことはありませんか？

インフルエンザウイルスはA型とB型、C型の三つに分類されます。このうち、C型は病原性が弱く、流行を起こす心配はないとされています。一方、A型は非常に多様性に富むウイルスで、とくにAソ連型（H１N１）とA香港型（H３N２）の流行が毎年起こりやすいことから、これにB型を加えた三種類を混合し、ワクチンがつくられることになります。

ワクチンを打つことで、人の体内では、ワクチンに含有された死んだウイルスをもとに、免疫システムが抗体をつくり出します。そして、いざインフルエンザが流行し、ウイルスが体内に侵入した際に、いち早く抗体が敵を叩き殺せるよう備える、というのがワクチンのしくみです。

ただ実際には、多様性に富むインフルエンザウイルスのどの株を使ってワクチンをつくるのかは、毎年、流行前の予測によって決められるものです。しかも、ウイルスはどんどん変異していきます。よって、ワクチンを接種しても、ウイルスが変異していたり、その予測が的中していなければ、結局のところ、感染することになります。

なお、「ワクチンを打てば軽くすむ」というのは、たとえ予測が外れていても、流行中のウイルスの仲間の株をもとに、体内では抗体がつくられているから、免疫システムは敵に対応しやすくなっているという理由からきています。

ただし実際のところ、本当に「軽くすむ」のかどうかは、同一人物を使って適正に比べることなど科学的に不可能です。そのため、本当かどうかわからないのが事実なのです。

日本にエボラウイルスが侵入したら……

もしも、エボラウイルスなど新興の病原体が日本に入ってきてしまったら、わが国はどうなるでしょうか。私は、かなりの危機的状況に追い込まれるだろうと予測します。

なぜなら、日本人の免疫力が総じて著《いちじる》しく低下しているためです。それは、ヤワな病原体にも簡単に感染発症してしまうことからもわかります。

これは、二〇年以上も前の話です。一九九五年、インドネシアのバリ島帰りの日本人が次々とコレラを発症し、患者数は三〇〇人近くにも上った事件が起こりました。コレラは細菌の一種で、たいていは胃液で死滅しますが、少数が小腸に達するとそこで繁殖して毒素をつくり出し、米のとぎ汁状の下痢と嘔吐《おうと》を猛烈に起こすことになります。

昔はコレラというと、本当に恐ろしい感染症でした。感染すればみな「コロリ」と死んでしまうから、この名がつけられたと説明する人もいるほどです。かつてはコレラによって、日本の国家的な衛生システムが生まれたといわれるほど、伝染力が強く、かつ致死率の高い伝染病でした。

この江戸時代から明治、大正、昭和の初めまで、日本にて流行したコレラは、アジア型の細菌です。

一方、一九九五年に大発生したのは、エルトール型です。このコレラは一九〇〇年代後半に出現した新しいタイプです。菌の毒性が低く、軽症あるいは無症状に終わるケースが七〇～八〇パーセントを占めています。とても病原性の低い菌といえるでしょう。

このとき、コレラを発症したのは、日本人だけでした。現地の人や他国の観光客はなんともなかったのに、日本人だけが集団発症したのです。これがどういうことか、おわかりになるでしょうか。日本人の免疫力は、ヤワな菌に集団発症してしまうほど、世界の人々に比べて低くなっていることを表しているのです。

あの事件から二〇年以上が過ぎました。日本人の清潔志向はますます加速しています。身の回りにいる菌を、よいものと悪いものとの区別もせずに、薬剤の力でなんでも排除しようとしています。トイレなど雑菌の繁殖しやすい場所だけでなく、ボールペンなどにも抗菌タイプが好まれる「無菌国家」となりました。

無菌国家に暮らす日本人は、免疫力が低下し、「世界一、ひ弱な民族」になっています。新たに出現した病原体が世界中で流行するようなことが起こったとき、日本人が真っ先にやられてしまうと予測して間違いないと思います。そのときになって、無菌国家という異常な環境をつくり出してしまった自分たちを後悔しても遅いのです。

エボラウイルスのように、人類がこれまで遭遇した経験のない病原体に対し、人の免疫力は対応できません。人の免疫システムが抗体をつくり出す前に、ウイルスは人体の細胞をどんどんと乗っとり、破壊していきます。

ただし、免疫システムはやられっぱなしになるわけでもないのです。感染した細胞はSOS信号を放出して、免疫細胞が感染現場に集まるよう助けを求めます。

そのとき、つらい症状がたくさん起こるでしょう。この症状は、免疫システムが病原体と闘って生じる炎症なのです。炎症は、免疫システムが病原体を退治している証であり、病気を治すためには必要なものなのです。

人が新興の病原体に遭遇した際、生死を分けるものがあるとするならば、自分自身の体内に培《つちか》われた免疫力だけです。エボラ出血熱は致死率の高い感染症ですが、感染したすべての人が亡くなっているわけではありません。

ところが日本人の多くは、病気を嫌い、つらい症状に見舞われるのを恐れて、清潔志向をどんどん加速させていっています。しかしそれでは、いつ来るかわからない新興・再興の病原体の世界大流行に備えることはできないのです。

強面《こわもて》イメージのＯ《オー》157は実はヤワな菌

日本に定着しつつある、新興の病原体のお話をしましょう。その代表といえば、みなさんもよくご存じの病原性大腸菌Ｏ《オー》１５７があるでしょう。病原性が強く、たびたび集団食中毒を起こし、死者を出すことも少なくありません。そのため、悪魔のような恐ろしい菌だと認識している人がほとんどだと思います。

実際、人の腸に入ったＯ１５７は、血管壁を壊して出血を起こすベロ毒素（志賀毒素）を産生することがあります。この毒素が血液中に入ると、さまざまな症状を起こします。その代表が溶血性尿毒症症候群であり、毒素が腎臓に入り込むと、急性腎不全となり尿毒症を起こします。こうなると、脳に影響を与えて意識障害やけいれんを起こし、ときに死亡することもあります。

食中毒で死亡者が出ると、そのことばかりが重点的に報道され、見ている人を恐怖に陥《おとしい》れます。また、「予防には消毒が大事」とくり返し伝えられるため、O157が発生すると「よほど不潔にしていたのだろう」と感じる人は多いでしょう。

しかし、O157の実体は、生命力のとても弱い菌です。なぜなら、毒素の産生にエネルギーのほとんどを使ってしまうからです。そのため、生きる力が弱いのです。「感染力が強い」とよく表現されますが、実態は病原性は強くても、生命力的にはヤワな菌なのです。

ですからO157は、むしろ不潔な台所では繁殖できません。生命力の弱さから、雑菌だらけの場所では淘汰されてしまうためです（私の家ではO157が発生したことはありませんし、これからもないでしょう）。

反対に、雑菌の生息していないような、清潔な場所に入り込むと、いっきに増殖を始めます。生命力の弱いヤワ菌も、他の菌のいない場所ならば、一人勝ちの状態になれるのです。

事実、発展途上国のような清潔志向の行き届いていない国では、O157による集団食中毒は見られません。カリマンタン島の人々が、マハカム川で用を足し、同じ川の水で顔や体を洗い、歯を磨き、調理をし、お茶を入れることはお話ししました。ウンコの浮かぶ川の水を使って食事の用意をすることなど、日本では考えられないほどとてつもない「不潔さ」でしょう。しかし、ここではO１５７の感染者は出ません。川に雑多な菌がいるため、生命力の弱いO１５７は生き残れないのです。

一方、日本を含む先進国では感染の拡大を続けています。とくに、学校の給食調理室やレストラン、スーパーの惣菜売場など、衛生に細心の注意を払う場所ほど、O１５７の格好の繁殖場所となります。人が消毒剤をふりまいて、食中毒菌の敵となる雑菌を、あらかじめすべて殺しておいてくれるからです。

これは、O１５７にかぎらず、多くの食中毒菌に共通することです。

日本の学校や幼稚園、保育園の給食や、レストランなどで、大規模な集団食中毒が起こりやすいのは、こうした理由があったのです。

O157を生み出した犯人は、人間

「悪魔のような菌」といわれるO１５７ですが、本当のワルはO１５７ではありません。なぜ、O157という菌がこの世に生まれてしまったのでしょうか。それは、私たち人間の行為のなかにあります。

O157は大腸菌の一種です。大腸菌は私たちの腸にすむ腸内細菌の仲間です。人をはじめとする動物や、牛などの家畜のおなかを主なすみかとしています。汚れた川や海から見つかることもありますが、それらはいずれ死滅する運命にあります。自然環境では長生きできないためです。

健康な人の大便を調べると、常に四種類くらいの大腸菌が見つかります。しかし、必ず優先種が一種類あって、その他の大腸菌は週単位で入れ替わっています。そうして大腸菌と人は、切っても切れない穏やかな共生関係を続けているのです。

それなのになぜ、大腸菌は人類の敵となるO157を生み出したのでしょうか。

私は、人間の文明社会が大腸菌の生息環境に攻撃をしかけたために、大腸菌が「ふつうの状態」では生きられなくなった結果ではないか、と考えています。

O157が世界で初めて見つかったのは、一九八二年アメリカでした。オレゴン州とミシガン州で、ハンバーガーを食べた人に食中毒が起こったのです。このときの症状が、それまでの食中毒症状と異なり、血液の多い便が出たため、新たな菌が出現したのではないかと調査され、発見につながりました。

その後、日本、イギリス、カナダ、スウェーデン、イタリア、オーストラリアの国々にこの菌は出現しました。ただし、それは先進国ばかりで、発展途上国には現れていません。

人と大腸菌の穏やかな共生関係を壊したのは、人間の清潔志向です。清潔志向の延長線上には、文明社会がつくり出した抗菌薬や消毒剤、抗菌剤などの薬剤があります。菌をいじめる薬剤を人が乱用したことで、大腸菌は平穏に暮らしてきた環境を奪われてしまったのです。

大腸菌といえども、立派な「生き物」です。日本をはじめとする先進国の人たちは、腸内細菌のなかでも「悪玉菌」の代表格とされる大腸菌を忌《い》み嫌い、徹底的にいじめました。生きる環境を奪われた大腸菌は、なんとか生き延びる方法を模索し始めました。結果、二〇〇種類の大腸菌の変異種が出現しました。その第一五七番目に見つかった変異種が、Ｏ１５７です。

つまりＯ１５７は、もともとは私たちの腸にすんでいた腸内細菌の仲間で、比較的長い時間をかけて生まれてきた変異種でした。しかし、その過程で、ひっそりとウイルスと共生関係を結んでいたのです。

多くの細菌は、自分と共生できるウイルスを持っています。たとえば、ジフテリア菌はジフテリアの毒素を産生するウイルスと共生関係を結んでいます。

O157は、たまたま赤痢菌と共生していたウイルスと親密な関係を結びました。赤痢菌の毒素産生をうながすウイルスと結合するように変形したのです。

しかし、それによってO157がただちに人間に牙《きば》をむいたわけではありません。O157は毒素を産生するウイルスを自分のなかに隠しつつも、牛などの家畜の腸内で静かに暮らしていたのです。

O157が人の腸に入り込むようになったのは、牛などの家畜の肉を生のままや生焼けの状態で食べたからです。O157は比較的熱にも弱い菌なので、75度の熱を1分間以上加えれば死滅します。また、カイワレ大根やモヤシなどの水耕栽培の野菜も、O157の格好の繁殖場所となります。水耕栽培は、無菌状態が保たれているからです。反対に、土壌で育てられた野菜にO157がついたとしても、土壌菌がいるのでいっぺんに排除されます。

そうした食材を介して、O157が文明人の腸に入り込むと、隠していた赤痢菌産生ウイルスを菌体の外に放出するようになったのです。

それもこれも、文明人が抗菌薬や消毒剤、抗菌剤、防腐剤（保存料）などの薬剤によって、大腸菌の遺伝子を傷つけてきた結果なのでしょう。これ以上、薬剤を乱用するような清潔志向を続けてはいけません。それは、病原性を持つ新たな菌を生み出す危険性をともなう行為なのです。

超清潔な家庭ほど食中毒を起こしやすい

では、すでに出現してしまったＯ１５７から、私たちはどのようにして身を守ればよいのでしょうか。

その方法とは、たびたび報道されるように、消毒剤を使って台所を無菌状態に保ち、薬用石けんで入念な手洗いをすることでは、決してありません。くり返しになりますが、無菌状態をつくることは、Ｏ１５７の格好の繁殖場所を与えることになります。

東京医科大の中村明子兼任教授は一九九六年、Ｏ１５７が集団発生した埼玉と岡山両県の小学生を調査しています。その際、感染者の「清潔度」のチェックもあわせて行いました。このとき、重大な事実がわかりました。

重症化した子どもはすべて、「超」がつくほどの清潔志向の家庭で育てられていたのです。また、一戸建てに住むような裕福な育ちでした。おそらく、泥んこになったり、虫とふれあったりして遊ぶことを「バッチイからダメ」と制され、帰宅時には薬用石けんやハンドソープでていねいに手を洗うようしつけられ、家庭内ではさまざまな洗剤や抗菌スプレーが常用されていたのでしょう。

反対に、O157に感染していながらまったく症状の出ていない子どももたちもいました。無症状の子はみんな親がほどよく放任で、毎日真っ黒になって外を駆け回り、「バッチイ遊び」をたくさんしているような子どもたちだったのです。

外遊びをたくさんする子は、空気中を舞う土壌菌を自然と吸い込んでいますから、腸内フローラが豊かに育《はぐく》まれます。O157はヤワな菌なので、腸内細菌が多種多様にすんでいる腸のなかでは増殖できません。抗菌薬の乱用など超清潔志向によって作られた「空き家」の多くなった腸でのみ、増殖できるのです。

ですから、むやみに消毒したり、家庭内を抗菌の製品ばかりでそろえたり、手洗いのたびに石けんを使ったりしていると、かえって腸内の有用な菌が少なくなり、O157のようなヤワな菌の増殖を許すことになってしまうのです。

同じ菌を飲み込みながら、重症化する人と症状すら出ない人の違いは、多種多様な菌がすむ腸内フローラを持っているかどうか、によるのです。

薬の効かない耐性菌が増えている

文明がつくり出した最大の敵は、抗菌薬の耐性菌ではないでしょうか。

一九六〇年に、抗菌薬のペニシリンよりも強いメチシリンが化学合成されました。その一年後にはすでにメチシリンにも耐性を示すＭＲＳＡ（メチシリン耐性黄色ブドウ球菌）がイギリスにて見つかっています。自然界にはない化学合成した薬剤に耐性を持ち、しかも、それが細菌の間で遺伝情報として伝えられ、多剤耐性菌となって全世界に広がったのです。

ＭＲＳＡは高齢者や手術後の人など免疫の働きが弱った人が感染すると、重い場合は肺炎や敗血症を起こして死亡することもあります。

抗菌薬が効かない耐性菌は、世界中で院内感染を起こし、深刻な問題となっています。このＭＲＳＡを叩くため、バンコマイシン（ラテン語で「負かす」という意味）がつくられました。バンコマイシンは「最強の抗菌薬」と呼ばれた薬です。日本では、病院や高齢者施設でＭＲＳＡ感染が社会問題化した時期、一九八一年にバンコマイシンが導入されました。

ところが、バンコマイシンも効かないＶＲＥ（バンコマイシン耐性腸球菌）が現れたのです。この菌は細胞壁の構造がそれまでのものと変わっていました。薬の濃度を上げれば菌を攻撃できるかもしれませんが、腎障害などの副作用も強くなり、むやみに上げることはできない状態です。

順天堂大学の平松啓一教授は、「もうこれでMRSAに対して単一の薬で効くものがなくなった。症例ごとに菌の性質が異なり、抗菌薬の組み合わせもどれがよいのか単純に決められない。どれが効くかを見極めることが大切だ」と指摘しています。

ここまでの話をお読みいただくと、MRSAがとても恐ろしい菌のように感じるでしょう。しかし、MRSAのもとになった黄色ブドウ球菌は、もともと私たちの皮膚や鼻の粘膜にいて、健康な人には悪さをしない常在菌の一種なのです。

常在菌は人間の皮膚や粘膜で増え、外からやってきた病原菌が皮膚や粘膜で繁殖するのを防ぐ、いわば人間との共生関係を結んでいる細菌です。ただ、黄色ブドウ球菌は日和見的な動きをする菌であるため、宿主の免疫力が落ちていると、皮膚に膿《うみ》をつくったり、食中毒や肺炎を起こしたりなどの感染症を起こすこともあります。

そもそも、MRSAは、細菌そのものの毒性は決して強くはないのです。ときに人を死にいたらしめることもありますが、その毒性は通常の黄色ブドウ球菌とさほど変わらないとされています。健康な人が持っていても問題のない菌です。ただし、手術を受けたり、免疫力が落ちていたりすると、ＭＲＳＡに感染すると命にかかわる問題となってしまうのです。

抗菌薬の効かない耐性菌は、「したたかで強い菌」というイメージもあります。しかし、実態は違うようです。東邦大学の山口惠三名誉教授はかつて「菌の立場で見ると、耐性菌になるのは、決して望ましい変化ではない。耐性菌は、菌が生きるために必要なエネルギーを犠牲にし、薬に耐える特別な力を獲得している。結果的に、ふつうの環境で生きる力は弱くなっている場合が多い」と語られていました。

薬剤の乱用が危険な耐性菌を生む

なぜ、抗菌薬の耐性菌は生まれたのでしょうか。

ペストや赤痢、結核などの細菌感染症は、有史以来、人類にとって逃れられない災厄でした。そうした災厄から人類を救ったのが抗菌薬です。最初の抗菌薬であるペニシリンが開発、量産されるようになってから、数々の薬がつくられ、多くの命を救ってきました。抗菌薬は、人類にとって救世主のような薬であり、現在も医療に不可欠な薬の一つです。

問題は、その切れ味のよい抗菌薬を、乱用するようになったことです。この乱用が耐性菌を生み出してしまった原因です。

耐性菌が出現した原因の一つは、医療機関が新薬を次々に使ってきた背景にあります。効力が高いからといって、多くの患者にいっせいに同じ薬を使えば、耐性菌が生まれるのは当然のことでした。細菌と細菌の間では、獲得した耐性遺伝子の受け渡しが起こります。つまり、これまで薬が効いた病原菌から新たに耐性菌が生まれるのは、抗菌薬の多用によって、耐性遺伝子を持つ細菌が生まれ、その遺伝子が細菌間で広がるためなのです。

また、抗菌薬を使うと弱い細菌は死にますが、生き残った細菌が薬に対する抵抗力をつけて増殖します。抗菌薬の使用量に比例するように耐性菌は増えていくのです。

現在、多くの製薬会社は抗菌薬の開発を控えています。新薬をがんばって開発しても細菌は間もなく変異を起こして耐性を持つようになり、もっと強い病原性を獲得してしまうからです。まさにイタチごっこであるため、製薬会社としてはお手上げの状態なのです。

ただし、耐性菌ができてしまった原因を、医療者ばかりに押しつけることはできません。抗菌薬はこれまで風邪の症状を訴える患者に大半が処方されてきました。しかし、前述したように、風邪を起こす病原体のほとんどはウイルスであり、細胞を持たないウイルスに抗菌薬は効かないのです。ところが、風邪を引いて医療機関を受診し、抗菌薬の処方を自ら望む患者は少なくないのが現状です。

また、経済効率最優先で行われる豚や牛、鶏の家畜業も耐性菌の発生をうながしました。抗菌薬をエサに混ぜ込むと、家畜が感染症にかかることを防げます。それだけではありません。抗菌薬を家畜に与えると、腸にいる共生菌のバランスが乱れて太りやすくなります。三カ月かかる成長をわずか一カ月でうながすこともできるのです。ここからも多剤耐性遺伝子を持つ細菌が生まれ、人に感染するようになったのです。

なお、薬に耐性を持つようになった菌は、ＭＲＳＡやＶＲＥばかりではありません。結核薬に耐性を持つ結核菌も発生していますし、性行為でうつる淋《りん》菌にも耐性菌が出現しています。世界三大感染症の一つとされるマラリアにも、治療薬に耐性を持つ原虫が増えています。エイズを起こすＨＩＶにも、耐性を持つウイルスが現れています。

さらにインフルエンザにおいても、治療薬として主流となっているタミフルに耐性を示すウイルスが現れています。

日本は、世界で流通するタミフルの約七割を消費しています。インフルエンザは現在、日本でもっとも流行を起こしやすいウイルスの一つです。もし、耐性ウイルスが大流行するようなことになれば、「世界一ひ弱な国」である日本は大パニックに陥るでしょう。

そうしたことを防ぐためにも、薬の乱用は改めなければいけないのです。

第3章

異常すぎる日本の清潔志向

ねじ曲げられた「きれい好き」志向

日本人はもともと「きれい好き」の民族でした。衛生状態の悪かった時代には、日本人がきれい好きであることは、感染症から身を守るうえで有効でした。しかし、現在のように衛生環境の極めてよく整った社会においては、きれい好きであることが皮肉にも自らの健康を脅《おびや》かすようになったと、これまで述べてきました。

それではなぜ、日本人は今日のように「超清潔志向」になってしまったのでしょうか。本章では、日本人の超清潔志向は意図的につくられたものであることを、解明していきます。「石けんで手洗いをしなければ、病気になる」という暗示をとり除くには、それを知る必要があると考えるからです。

コレラと日本人

日本人の超清潔志向の歴史の始まりには、コレラという伝染病が大きく関与しています。コレラはもともとインドの風土病《ふうどびょう》でした。そんな地方病だったコレラは、貿易の拡大とともに世界各地に広がって流行を巻き起こし、世界的大流行（パンデミック）を起こすことになりました。コレラにはアジア型とエルトール型の二つのタイプがあることは前述しました。この時代にパンデミックを起こしたのは、アジア型です。昔から「コロリ」と死んでしまう、といって恐れられていた細菌で、別名を古典型コレラともいいます。

コレラの第一次パンデミックは、一八一七〜二三年までの間です。この最初の世界的流行に、鎖国中の日本が巻き込まれました。

一八二三（文政六）年、最初のコレラ菌がわが国に上陸しました。発症すると三日以内にコロリコロリと死ぬ人が多かったことから「三日コロリ」と呼ばれるほど、人々を恐怖に陥れました。ただし、この年の流行は沼津《ぬまづ》あたりで止まり、箱根の関を越えて江戸に入ることはありませんでした。

二度目は、世界的流行のなか、アメリカ合衆国の軍艦ミシシッピー号がもたらしたものでした。清《しん》国より回航した同艦が長崎に一八五八（安政五）年にコレラを持ち込みました。日本各地でみられたコレラの犠牲者は二六万人にのぼり、「日本国民はまったく意気消沈した」と記録に残っています。

このコレラという外来の病原菌が日本に侵入し、人々を震撼《しんかん》させたことが、日本全体を清潔志向へ向かわせる第一歩であったように私は考えています。

「伝染病のある国は文明国にあらず」

江戸幕府が倒れ、明治政府が興《おこ》ると、政府はコレラという恐ろしい病原菌の流行を阻止しようとして、国家全体に「衛生システム」をはりめぐらせようとしました。コレラ対策を軸に、国民の健康増進だけでなく、日本を「清潔な文明国」にしていこうと試みたのです。「清潔な文明国」になることは、日本が世界の列強のなかにわけ入り、そのせめぎ合いのなかから先進国への仲間入りを果たすための必要事項でした。当時、伝染病のある国は、列強から一流国とは認められなかったのです。伝染病がないこと、清潔であることが、近代国家の条件でした。

国家全体に、「衛生」というシステムを築いていくためには、行政機能、つまり政府の衛生局を中心とする地方行政組織の整備が欠かせませんでした。その一方で、「衛生」という新しい概念を国民に広く宣伝するための方策も必要になってきました。

そんな方策の一つとしてつくられたのが「衛生唱歌」です。それを民衆向けにアレンジした「衛生かぞえうた」は、衛生の原理がわかりやすく表現されていて、清潔に対する意識の薄い民衆にも広がりました。『大日本私立衛生会雑誌』六二号（一八八八年）に、その「衛生かぞえうた」の内容が記されています。

一つとせ　人の嫌がるコレラ病
　のがれ長生きするがよい　これ一番
二つとせ　古い食べ物食べぬよう
　三度の食事に気をつけて　身の用心を
三つとせ　身にまく着物は折々《おりおり》に
　洗うてのり気のあるように　これうちの人
四つとせ　よそにコレラを受けた人
　今年もあちこちあるといな　あら恐ろしや
五つとせ　いつも内外掃除して
　戸障子《しょうじ》開けて風通せ　この家のうち
六つとせ　無理な飲み食い慎《つつし》みて
　いつも控えておくがよい　腹八分目
七つとせ　慣れぬ食い物食わぬよう

青物《あおもの》生物《なまもの》子にやるな　子がかわいけりゃ
八つとせ　安いたきぎで湯を沸《わ》かし
　必ず生水《なまみず》飲まぬよう　この夏中は
九つとせ　これからなおさら気をつけて
　しばしば雪隠《せっちん》掃除して　このこえとりを
十とせ　たいてい予防の力にて
　コレラを異国へ追い払え　この衛生会

いかがでしょうか。時代を感じる文言もありますが、ほとんどは現代にも通じるものであり、とてもよい教えが示されていると私は感じています。感染症を防ぎつつも、免疫力を高めて健康を増進するには、この程度の清潔志向がちょうどよいのだと思います。現に、コレラの流行に脅かされていた時代でありながら、ここには「帰宅したら石けんで手を洗え」「うがい薬で口をすすげ」など、超清潔志向をうながすようなことは書かれていません。

明治政府がもう一つ、民衆に向けて衛生を宣伝するために行ったことがあります。それは、テレビのない一九世紀において国中に効果的な情報伝達を行う機能を持った博覧会の開催です。それによって効果的に視覚に訴えようとする試みがなされました。

国内で初めて開催された衛生関連の博覧会は、一八八七（明治二〇）年東京・築地本願寺《つきじほんがんじ》での衛生参考品展覧会であり、その後十数年にわたり、大阪、名古屋など各地をまわりました。その間、国家衛生の確立という目的のもと、視覚メディアの準備が始まり、いわゆる「衛生博覧会」の登場となったようです。

こうして世に現れた衛生博覧会は、企画者の意図したとおり、伝染病の恐怖を観客の間に浸透させることに成功しました。日本人に清潔さを求める「芽」を見事に植えつけてみせたのです。

他にも、上下水道などの公共設備や、「大日本私立衛生会」をはじめとする啓蒙組織の普及なども行われていきました。

国をあげてのこうした総合的な衛生対策は、最大の課題であった伝染病対策を完了し、病気が蔓延《まんえん》する「野蛮国」から欧米諸国なみの「衛生国家」へ日本を引き上げることに成功しました。

しかしこれ以降、軍国化していく日本では、本来の「清潔志向」とは異なる「強健・健康美志向」へと変容していくことになります。この国家の衛生システムは「世界に冠たる日本民族の創造」へと目的を変えて使われていくことになったのです。すなわち、強い男児、丈夫な子を産む女子など、国家のための人体改良が、国家的衛生システムに便乗して、日本国民全体に行きわたっていったのでした。

こうした「強健・健康美志向」を再び「清潔志向」に戻したのが、第二次大戦の敗北ではなかったかと私は考えています。しかし、その清潔志向は、GHQ（連合国最高司令官総司令部）の監視のもと、ゆがんだ形で進められていってしまったのです。

楽しみだった「回虫駆除デー」

私は、第二次世界大戦が終わった翌年の一九四六年に小学校に入学しました。三重県多気《たき》郡明星《みょうじょう》村（現、明和《めいわ》町）の村立小学校でした。小学校時代でもっとも印象の深い出来事の一つは、「海人草《かいにんそう》」（サンゴ礁《しょう》に生育する海藻）による回虫の駆除でした。

回虫の駆除デーというのが年に三～四回あり、その日は海人草が用務員室の大釜でぐつぐつと煮られました。海人草の独特のにおいが学校中に充満し、先生も児童もなんとなく落ち着かず、勉強が手につかない状態になったことを覚えています。

苦くてくさい海人草の煮汁をコップに二杯も全員が鼻をつまみ、涙を流して、いっきに飲み干しました。飲んだあとは全員フラフラになり、目に映るものすべてが黄色に染まりました。夜になると、有効成分のカイニン酸が効いてきて、回虫が肛門まで下りてきます。その回虫を捕まえて、一晩に何度もお尻からひっぱり出した記憶が私にはあります。

そのころ、日本人の回虫感染率は七〇パーセントを超えていました。当時の日本政府は法律で小、中学生に検便を義務づけました。全国都道府県に「寄生虫予防会」ができて、小、中学生を中心に日本人は集団検便・集団駆除を受けたのでした。

なぜ、日本人はほとんどが回虫持ちだったのでしょうか。

わが国には、人のし尿を有機肥料として還元するシステムが、すでに江戸時代に存在していました。百万都市の江戸では、町の人々の排泄物は貴重な肥料となります。近郊の農民は便所のくみとり時に現金を支払ったり、野菜と交換したりして運び出していたようです。また、長屋のくみとりの所有権は大家にあり、かなりの収入になっていたという話です。

その一方で、このシステムを利用して野菜をつくることが、日本人の回虫感染の要因にもなりました。

回虫が一匹いると、一日に約二〇万個の卵を産みます。それを人が大便と一緒に外に出します。回虫の卵は土の上に二〜三週間以上置かれないと、成熟卵となりません。つまり、回虫の卵がいる大便を、肥料としてまいた土壌で育った野菜を食べない限り、人の腸に再び回虫の卵は帰ってこないサイクルです。現代のように大便を水洗トイレでジャーッと流してしまう生活環境の中では、回虫に感染する機会はないということです。

ただし、回虫の卵は加熱するとすぐに死んでしまいます。当時の日本人は、野菜を生では食べませんでした。せいぜい浅漬けにする程度でしたから、大量に卵を腸に入れてしまうようなことはなく、ほどよく回虫に感染していたといえるでしょう。

ところが、戦後日本に駐留していたアメリカ人は、野菜を生でサラダとして食べる習慣がありました。欧米では日本と違って肥料に人糞を使わなかったので、生野菜を食べることに抵抗がなかったのでしょう。駐留米軍兵士たちは、免疫のないまま大量の回虫の卵を腸に入れ、成虫に育ててしまいました。そのため、おなかを壊して、相当に苦しんだようです。

そこで、日本占領の連合国軍総司令官マッカーサーは「日本は回虫のいる不潔な国だ」と日本政府に働きかけ、小中学校での集団検便、集団駆虫が行われるようになったのです。

この徹底した集団駆虫によって、日本人の回虫感染率は急激に減少しました。その数がゼロに限りなく近づいたとき、日本国内に現れたのが、花粉症やアトピー性皮膚炎、気管支喘《ぜん》息《そく》などのアレルギー疾患であることは、前述したとおりです。

私たちの研究では、人を自然宿主とする寄生虫のなかで、もっともアレルギーを抑える作用が高いのが顎口虫《がっこうちゅう》（感染すると皮下に腫瘤を作ったり、移動性浮腫を引き起こす）であり、その次が回虫であることがわかっています。

最近は、有機野菜を好む人が増えました。人糞を有機肥料として使っている人も少なからずいます。そのために、気づかぬうちに回虫に感染している人も多くなっています。

私は、いわゆる自然食でアトピー性皮膚炎や花粉症が治ったという人を調査してみました。十数例の症例を集めることができ、そのうちの三例が回虫に感染していることがわかったのです。

超清潔志向が「いじめ」を助長する

GHQの指導による徹底した回虫集団駆虫は、古来、日本人が穏《おだ》やかにつきあってきた回虫との仲を無残にも断ち切りました。そのころから、日本人の「清潔」に対する意識が変わってきたように私は考えています。

私が小学校で集団駆虫を受けていたとき、お尻から引っ張り出した回虫を洗って学校に持っていくと、ご褒美《ほうび》をもらえました。いちばん長い回虫を出した人が一等賞で、たくさん出した人は最多賞でした。回虫の駆虫デーの翌朝は、みんな笑顔で自慢しあいながら回虫を教壇に山と積みました。

戦後の食糧難の時代に少年時代を過ごし、いつも腹ペコだった私は、大人の目を盗んでは、畑からキュウリやトマトをもぎとり、洗う間もなく慌《あわ》てて口に押し込むようなことばかりしていました。ですから、おなかには回虫がいっぱいいました。私は何度も最多賞のご褒美をもらったのを覚えています。

ところが、回虫の感染率がゼロに近づいていくにつれて、回虫が見つかることは、子どもたちのいじめの対象となっていきました。「回虫野郎」というあだ名をつけられ、本人がまるで回虫そのもののように集団から扱われ、白い目で見られるようになったのです。

現在も、子どものいじめは多く、「〇〇菌」というあだ名をつけられ、キタナイもの扱いされるスタイルが主流です。回虫も細菌も、その多くは人間の健康な心身の創造に役立ってくれているものたちです。しかし、それが陰湿ないじめをつくり出す原因になっている――。そうだとするならば、その土壌をつくり出しているのは、明らかに大人たちでしょう。

いきすぎた清潔志向は、「キタナイ」と他者を排除する排他的な心をつくり出します。そんな超清潔志向の環境で子どもを育ててしまうと、他者を見下して「回虫野郎」「〇〇菌」

といった言葉を平気で使うような心を持たせてしまうのではないでしょうか。

「自分の健康のためなら、他の生物を殺してもかまわない」と考え、回虫のように「キモチワルイ」と感じる他者を絶滅に追いやっても、それに気づきもしない。日本人は、GHQ以降の超清潔志向によって、いつしか自己中心的な民族に変わってしまったのかもしれません。

その誤った清潔志向を修正することもなく、ひたすら発展させ続けてたどり着いたのが現代の日本社会です。しかし、今の清潔志向は、生物としては明らかに異常です。前述したように、一万年前から変わらない細胞で生きている私たちの心身は、雑多な生物とともにあるとき、いちばん安定するようにできています。それは、「私たちの体の九割が細菌である」という事実からも明らかです。

こうした超清潔志向は「動物性を隠そう」とする意志を生み出します。それが極端になれば、「人は生物として、肉体的には弱体化し、精神的には自分中心でしか物事を見られなくなるほど衰弱する」のは、当然のことなのです。

超清潔社会は人為的につくり出されたもの

そもそも、私たちはいつからこんなにたくさんの洗剤に囲まれて暮らすようになったのでしょうか。最近は、シャンプーの売上合戦がヒートアップしています。それは、テレビコマーシャルの頻度を見るとよくわかります。そこで、化学物質をたっぷりと含むシャンプーを例に考えていきましょう。

日本人は古代より髪を水で洗う習慣はありませんでした。平安美女は背丈より長い髪をクシでとかすことで汚れをとり、油で艶《つや》と香りをつけていたとされています。昔から「黒髪は美人の証《あかし》」といわれていますが、平安美女たちの黒髪は洗髪しないことでつくられたものであり、男たちはそれを「絹のように美しい」と愛《め》でていたわけです。

江戸時代になると、女性たちは油をたっぷりつけて日本髪を結《ゆ》うようになります。ここで、洗髪の習慣が出てくるのですが、それでも洗髪は一カ月に一度ほど。洗髪剤にはふのりや米ぬか、小麦粉を使いました。目的は、「汚れを落とすこと」ではなく「髪につけた油をとること」であったため、洗髪の頻度も洗浄力もきわめて少なくてよかったのです。

では、いつごろからシャンプー剤で毎日洗髪することが一般的になったのでしょうか。

明治に入ると石けんが輸入され、洗髪にもだんだんと石けんが使われるようになっていきました。戦時中は洗髪もままなりませんでしたが、庶民も比較的豊かな生活をしていた昭和初期、洗髪は週に一回、昔ながらの固形石けんで洗う程度が一般的だったようです。

「シャンプー」と呼ばれる洗剤が初めて発売されたのは一九二六年です。石けんを原料としないシャンプーが発売されたのは戦後、一九五〇年代です。このころから、洗浄成分として、合成界面活性剤が使われるようになり、一般の家庭にもシャンプーが広がっていきました。それでも洗髪の頻度は多くなく、「化学物質は体に悪い」との認識があったことから、一九七〇年代においても毎日シャンプーをする人はほとんどいなかったと思います。

さまざまな種類のシャンプーが売り出されるようになったのは一九八〇年代からです。起床後に髪を洗う「朝シャン」が若い女性たちに流行し、より簡易に洗髪できるようにシャンプーとリンスが一体になった洗剤も数多く出まわりました。こうして毎日のように髪を洗う人が急速に増えたのです。

ふりかえってみれば、私たちがシャンプーという化学物質を毎日髪につけて洗うようになって、いまだ三十数年しかたっていないことがわかります。

今では毎日シャンプーを使うことが常識となっていますが、長い日本の歴史から見れば、現代の常識はまさに〝非常識〟だといえるでしょう。

では、どうして「髪の健康には毎日のシャンプーが大事」という常識が生まれ、私たちはその常識にとらわれるようになったのでしょうか。

そこには、シャンプーを売ったり、宣伝したり、重要さをアピールしたりすることによって営利を求める人たちの存在があります。

「毎日シャンプーしないと髪が傷む」「皮脂をきれいに洗い流さないと、毛穴がつまってハゲる」「ベタつきがにおいの原因」などと日々不安をあおるような情報に接していることで、「毎日シャンプーする」という本来の〝非常識〟が、現代人の常識にすり替わってしまったのです。

そうした視点を持って、もう一度シャンプーの成分欄を見てください。わけのわからないカタカナ語が並んでいるでしょう。その正体とは、「洗浄成分」「脱脂成分」「保湿成分」「増泡成分（泡立ちをよくする）」「増粘成分（トロリとした粘度をつける）」「潤い成分」「抗菌・殺菌成分」「香料」「色素」などが主なところです。

これらは本当に髪の健康に必要なものなのでしょうか。

髪についた汚れは、平安美女たちのように十分にとかすことでとりのぞけます。とかすという行為は、頭皮を刺激し、血流をよくしますので、髪の健康を増進するうえで非常によいことです。

頭皮から出てくる脂《あぶら》は、髪を潤す天然の保湿剤です。人の髪にとって、これ以上よいへアケア剤があるでしょうか。そのことは、平安美女たちも証明しています。

ところが、自分の体から出てくる皮脂を一方的に悪者扱いし、それを根こそぎはぎとり、化学物質でできた潤い成分を髪につけさせようとするのが、コマーシャリズムの巧妙さです。

シャンプーを例にお話ししてきましたが、これはすべての洗浄剤や消毒剤、抗菌剤に共通する時代の流れです。現代の超清潔社会は、「新たな市場開拓」という目的のもとに突き進むコマーシャリズムからつくり出された世界です。この異常社会では、超清潔志向に乗り遅れることは「クサイ」「フケツ」「キタナイ」「バイ菌を持っていてキケン」というレッテルを貼られることに等しくなります。

その成果でしょう。洗剤や消毒剤、体や髪を洗う洗浄剤は、それぞれに一大市場を築きあげ、今や日本はそうした衛生商品が世界でいちばん売れる国になっています。

O157が日本人の清潔志向を加速させた

トリクロサンという化学物質は、抗菌作用を持つことから日用品の多くに含まれています。しかし、その抗菌作用には科学的な根拠がなく、長期間使用した際の安全性も検証されていないとして、米国食品医薬品局（FDA）が商品への含有を禁じたことは、前述したとおりです。

化学物質の多くは、高度経済成長によって大量生産・大量消費が推し進められるなかで乱用されるようになったものです。大半の化学物質は、トリクロサン同様、長期間使用した際の安全性は検証されていないと考えてよいと思います。

それにもかかわらず、抗菌成分を含む薬用石けんやハンドソープは、いまやほとんどの一般家庭に行きわたっています。それがいっきに広まった事件がありました。その事件とは、前述した、病原性大腸菌O157の集団食中毒です。

覚えているでしょうか。O157が日本で初めて死者を出したのは、一九九〇年でした。埼玉県浦和市（現、さいたま市）の幼稚園で、汚染された井戸水の飲用によって、二名の死者を出しました。一九九六年の堺市の事件は、日本中を大パニックに陥れました。同じ給食を食べた児童や職員の九四九二人がO157に罹患《りかん》しました。感染は家族や一般市民にまで広がり、一二一人が溶血性尿毒症を起こし、三人の児童が亡くなりました。

同じ年に岡山県邑久町《おくちょう》（現、瀬戸内市）で起こった集団中毒も、大規模なものでした。同じ学校給食を食べた子のうち一二パーセントが重症化し、このうち二人が死亡しています。

一連のO157の集団食中毒事件は、だんだんと強まりつつあった日本人の清潔志向をいっきに加速させました。薬用石けんで手洗いをすることが公的にも推奨され、消毒剤を日常的に使うことが一般的になったのです。

このときに、薬用石けんやハンドソープとともに売上を大きく伸ばしたのが、「逆性石けん」でした。各自治体が逆性石けんの使用を広報誌などで積極的に奨励し、なかには、家庭の食中毒の予防法として、「手洗いの基本は逆性石けんの使用」とまで言い切った自治体もありました。

逆性石けんは、正式には「陽イオン界面活性剤」といいます。陽イオンが細菌やカビの細胞表面に強く吸着し、破壊する作用を持つ医薬品です。通常の石けんは、水に溶けると陰イオンになることから、それを「逆性石けん」と呼ぶようになりました。ただし、石けんといっても洗浄力はなく、本来は消毒剤としての扱いです。手洗い所によく置かれている、手洗いの後よく乾かしてから、シュッとひと吹きする消毒剤です。

たしかに、逆性石けんの殺菌効果は、ふつうの石けんの一〇〇倍近くもあります。しかしこのとき、使用法を間違えれば毒にもなることは、ほとんど伝えられませんでした。

麻布大学の中明賢二名誉教授は、「殺菌力の強さは、それだけ毒性も強いことを意味する。雑菌や細胞膜を壊したり、代謝や呼吸を抑制して殺菌作用を発揮したりするため、使用法にしたがって使えばまず問題はないが、皮膚の弱い人には刺激が強い」と語っています。

この逆性石けんは、多くの商品に含有されています。ケガをしたときに使用する消毒剤、薬用のうがい薬や歯磨き粉、医療用ののど飴などです。また、ヘアリンスや洗濯用の柔軟仕上げ剤にも使われています。

ただし、逆性石けんは、細胞を持たないウイルスには効果がありません。そこで、インフルエンザの予防には、アルコールによる消毒が推奨されます。

ところが、アルコールはノロウイルスには効果がないとされます。ノロウイルスには家庭用塩素系漂白剤が有効とされます。これを水で薄めて感染者が触れたドアノブや手すり、または嘔吐物や便などに吹きかけるとよいとされています。

最近は、携帯用の消毒剤を持ち歩く人も多くなっています。スプレータイプやジェルタイプ、シートタイプがあるようです。私はときどきファミリーレストランで食事をし、どんな人がどんなものを注文し、どのような食べ方をするのか観察しています。先日、ファミレスで食事した際、隣の席に家族連れが座りました。幼稚園生の女の子、三歳くらいの男の子、お母さんの三人です。お母さんは席に座ると、真っ先に消毒剤を出し、子どもたちの両手にシュッシュッと吹きかけていました。それはアルコールのスプレー剤でした。しかし、このときはインフルエンザの流行期ではありませんでした。

O157を殺したいなら逆性石けんのほうが効果が高いですし、ノロウイルスを防ぎたいならば塩素系の消毒剤でなければダメなことになります。

では、すべての消毒剤を子どもの手に吹きかければ、すべての病原体からわが子を守れるのでしょうか。

ここまで読んでくださったみなさんは、もうよくおわかりでしょう。こんなことはばかげているだけでなく、皮膚を荒らし、免疫力を著《いちじる》しく落とすだけです。

超清潔にすることは、人を病気から守ることにはまったくならないのです。

第4章

マスク大好き日本人の愚

腸内細菌が激減すると大便の量も激減する

私たちの腸には、およそ二〇〇種類一〇〇兆個もの腸内細菌がすんでいます。重さでいえば、およそ二キログラムにもなります。

その腸内細菌は、腸粘膜細胞と協働して、人が生きるために必要な多くの仕事を行っています。主な腸内細菌の働きは、以下のとおりです。

①食べ物の消化、吸収、便の形成
②免疫機能の維持
③有害物質の排除
④ビタミンの合成
⑤必須アミノ酸の合成
⑥ホルモンの合成
⑦脳内伝達物質の合成
⑧酵素の合成

⑨腸の蠕動《ぜんどう》運動の促進

このように、腸内細菌の働きは、生命活動そのものに直結しています。

ところが今、困ったことが起こってきています。

現代を生きる私たちの腸内細菌が、かつての日本人より明らかに数が減ってきてしまっているのです。

それは、大便の量を見るとわかります。大便は単なる「食べ物のカス」ではありません。約六〇パーセントが水分、約二〇パーセントが腸内細菌とその死がい、約一五パーセントが腸からはがれ落ちた粘膜細胞の死がい、約五パーセントが食べたもののカスという具合に構成されています。つまり固形部分の大半は腸内細菌なのです。

ですから、大便が小さいということは、腸内細菌の数が少ないことを表します。色が黒かったり、コロコロだったり、硬すぎたり、水っぽかったりなど、大便の状態がよくない場合は、善玉菌が少なく、悪玉菌が増えすぎているなど、腸内バランスが乱れ、腸内フローラが貧弱化していることを示しています。

では、かつての日本人はどのくらい立派な大便をしていたのでしょうか。

こんなエピソードが残されています。太平洋戦争のさなか、日本軍の野営地あとを米軍の兵士が偵察に来ました。そこには大量の大便があり、それを見た米軍兵士はこんな大軍と戦ったら大変なことになる、と逃げ出したといいます。ところが実際の日本軍は、米軍が推察した人数にまったく満たなかったということです。

戦前の日本人の大便は、平均して約四〇〇グラムもの重さがあったと推計されています。約四〇〇グラムとは、バナナ四本分です。ところが現在では、よい人でも約二〇〇グラム程度、少ない人では一五〇グラムほどしかありません。

以前、お菓子ばかり食べていて、自炊をほとんどしないという若い女性の大便を調べさせてもらったことがあります。重さはわずか八〇グラムほどしかなく、非常に強いにおいを放っていました。悪玉菌が異常繁殖し、腸内細菌の数が少ないという最悪の状態だったのです。

腸に穴があく人が増えている

それでは、腸内細菌の数も豊かで、腸内フローラのバランスも整っている際の大便とは、どのようなものでしょうか。理想の大便とは、

・バナナ三本分（約三〇〇グラム）
・便切れが爽《さわ》やか
・練《ね》り歯磨きや味噌の硬さ
・黄褐色《おうかっしょく》でにおいはかすか
・ゆっくりと水に沈む

というものです。バナナ四本分も出ればパーフェクトでしょう。腸内フローラの状態が大変よく、腸内細菌の数もたくさんいることを示す大便です。

では、腸内細菌の数が減り、腸内フローラが貧弱になると、どうなるのでしょうか。まず、130ページに箇条書きにした活動がうまく行われなくなります。いずれも生命活動に関わるものですから、初期の状態では疲労感や憂うつ感が強くなったり、風邪を引きやすくなったり、便秘や下痢などの便通異常が生じたりします。

さらに腸内環境が悪化してしまうと、どうなると思いますか。

今、腸に細かな穴のあいている人が増えています。

人の体を構成する細胞は、古い細胞が新しい細胞に次々と入れ替わっていくことで、臓器の働きを恒常的に保《たも》っています。この新旧の細胞の入れ替わりを「新陳代謝」と呼びます。新陳代謝のスピードは、臓器の働きによって異なります。消化吸収や免疫機能の維持など、生命に直結する働きを持つ腸は、人体のなかでもっとも重労働を強《し》いられている臓器です。そのため、たえず新しい細胞を生み出すことで機能を保つ必要があり、わずか一〜三日という短時間で新旧の細胞が入れ替わっています。これは、人体の細胞のなかで、もっとも早いサイクルです。

この腸の粘膜細胞の生まれ変わりにも、腸内細菌は関与しています。腸内細菌は腸壁をびっしりと覆《おお》う絨毛《じゅうもう》の間にいて、粘膜細胞の生まれ変わりを助けているのです。

そのため、腸内細菌の数が減ったり、腸内フローラの多様性が乏《とぼ》しくなったりすると、腸の細胞の新陳代謝がうまくいかなくなります。すると、細胞間の連結がゆるんですき間ができます。これが「腸に細かな穴があく」ということです。

欧米ではこの症状が以前より問題視されていました。「リーキー・ガット・シンドローム」と呼ばれ、「心身にさまざまな不調を引き起こすトラブル」「多くの重大な病気につながる可能性の高いトラブル」ということがわかってきたからです。

ちなみに、「リーキー（Leaky）」とは「もれている」、「ガット（Gut）」とは「腸」という意味。直訳すれば「腸もれ症候群」となります。

腸にあく細かな穴は、非常に小さな目に見えないほどの細胞間のすき間です。しかしその穴は、腸内細菌や未消化の栄養素、毒素、腐敗ガスなどを通してしまうほどの大きさがあります。

そうしたものが腸からもれ出すと、さまざまな病気がつくり出されます。腸からもれ出したものが全身をめぐり、悪さをするからです。それによって起こる代表的な病気が食物アレルギーであり、がんや脳梗塞、心筋梗塞、糖尿病などです。うつ病や認知症、自閉症の発症にも関与している可能性も明らかになってきました。

いずれも、現代人に急増している病気です。腸もれ症候群は、日本ではほとんど周知されていない症状ですが、だからといって日本人に少ないわけではありません。むしろ、現在の腸内細菌の貧弱化を見れば、気がつかないまま腸に穴をあけている人は少なくない、と考えられます。

腸の不調が起こす病気は、脳から心臓、心まで多岐《たき》にわたると以前から知られていましたが、その背景には、腸内細菌の数が減ったことで生じてくる腸もれがあったのです。

人類の祖先は細菌だった

腸にあいた細かな穴は、腸内細菌の数を増やし、腸内フローラの多様性を豊かにする努力によって、塞《ふさ》ぐことができます。そのためには、腸内細菌が数や種類を減らす原因を知る必要があるでしょう。

私たち人類の祖先は、進化史をさかのぼっていけば、腔腸《こうちょう》動物にたどりつきます。腔腸動物とは、ヒドラやクラゲなど、腸のみで生きている動物のことです。動物が初めて持った臓器は腸であり、腸をもとにして脳や肝臓、肺、心臓などあらゆる臓器が、長い時間をかけてつくられていきました。その腸だけで生きていた時代から、腸には細菌がすみ、宿主の生命活動を助けていました。

さらに進化史をさかのぼってみましょう。腔腸動物の祖先としてたどりつくのは、原核生物である古細菌《こさいきん》です。約四〇億年前、地球上に初めて誕生した生命は、深海にすむ古細菌でした。つまり、人間という生物がつくり出されたおおもとには細菌があり、細菌の誕生があったからこそ、今の私たちがいるのです。

おわかりでしょうか。腸内細菌は、生物が人間に進化するはるか以前より、さまざまな動物の腸と共生してきた生命体です。人の生命維持に必要なことや、心身の健康増進に欠かせないことなど、私たち人間よりよほど多くを知っているでしょう。

そして、この原始的な生命体は、原始的な環境こそがもっとも居心地がよく、腸のなかで栄えてくれるのです。

私たちが暮らす文明社会は、原始社会と正反対の環境です。しかも日本人は、抗菌・殺菌グッズを身の回りにあふれさせ、清潔志向を過度にし、今では細菌が身の回りにいることさえ許そうとしない「無菌国家」を築いてしまいました。

腸内細菌のほとんどは、私たちの身の回りにすむ菌の仲間であり、仲間の菌が腸に入ってくることで数を増やし、働きを活性化させることは前述しました。その仲間の菌を殺しておいて、「腸内細菌にはしっかり働いてほしい」と言っても、どだい無理な話です。

腸内細菌が自分の腸のなかで繁栄してほしいと望むのならば、できる範囲でよいですから、今の暮らしのなかに原始的な環境を組み込むことです。そのための方法は、第5章にて述べることにしましょう。

その前に手始めとして必要なことがあります。それこそ、手を洗い過ぎないこと、抗菌、殺菌グッズの類《たぐい》を自宅から排除していくことなのです。

毎朝の下痢は腸もれが原因かも

朝の通勤電車に揺られ始めると、「ギュルギュルッ」と腹痛を起こす人が増えています。いわゆる「各駅停車症候群」です。腹痛が起こったらなるべく早くトイレに行けるようにと、各駅停車の電車に乗るようになることから、その名で呼ばれるようになりました。専門的には「過敏性腸症候群」といいます。今、日本人の一〇〜一五パーセントに認められるという、非常に頻度の高い病気です。なお、男性には下痢型が多く、女性には便秘型が多い傾向が見られます。

各駅停車症候群は、通勤ラッシュ時など、ストレスが過度にかかるときに起こることが多く、これまではストレスが原因と考えられてきました。脳がストレスを感じると、その信号が腸に伝わり、腸の働きを狂わせるためです。

ところが最近、各駅停車症候群の裏に腸もれがある可能性が指摘されています。

通常、食べたものは腸で最小の分子に消化されてから、体内に吸収されます。しかし、腸に細かな穴があいていると、消化が不十分なまま栄養素が腸を通過してしまいます。

食物アレルギーは、原因物質となる食べ物をとることで、下痢を含むさまざまな症状が出てくる病気です。アレルギー反応を起こすのは、食べ物に含まれるたんぱく質です。本来ならば、アミノ酸という最小分子に分解されてから吸収されるべきところを、たんぱく質が未消化のまま腸を通過することで、体内でアレルギー反応を起こしてしまうのです。

アレルギーには、原因物質と接触してすぐに症状が現れる「即時型」と、六〜二四時間たってから現れる「遅延《ちえん》型」があります。

この遅延型というアレルギーがあることを、多くの人は知りません。症状は、下痢や便秘、めまい、倦怠感《けんたいかん》、吐き気、目の乾き、口内炎、肌荒れ、ニキビ、うつ症状、情緒不安定など多岐にわたり、人によって異なります。原因物質との接触後、しばらくしてから不快症状が現れるため、不調の原因がアレルギーにあるとは、本人も気づかないことがほとんどです。

つまり、ストレスが原因で下痢を起こしていたと思っていたところ、本当は朝食や前の晩に食べたものによるアレルギー反応だった可能性も高いということです。

食物アレルギーを起こす原因は、即時型も遅延型も、腸もれにあります。腸に細かな穴がなければ、腸で消化されない大きな分子のたんぱく質が、腸を通過することなど起こり得ないからです。

日常的に下痢や便秘に悩まされている人が多い日本。その原因には腸もれがあり、それは、腸内細菌を著しく減らしてしまう過度の清潔志向によって起きているものだったのです。

マスクに風邪予防の効果はない！

無菌国家にすむ、超清潔志向の日本人。これまでくり返し述べてきたように、私たち現代人は清潔志向をどんどん高めています。その姿は、外国人から見ると、とても滑稽《こっけい》に感じられることも多々あるようです。

新型インフルエンザが大流行した二〇〇九年の大騒動を、鮮明に記憶している人は多いでしょう。豚の間で流行していたウイルスが人へと感染し、その後、人間界に広がったと見られています。人がいまだ遭遇したことがなく、抗体をもたないウイルスだったため、世界に瞬《また》く間に広がり、日本でも大流行を起こしました。当初は致死率が高いと報道されましたが、実際には季節性インフルエンザ並みかそれ以下の数値でした。その後は、季節性インフルエンザと同様の扱いとされるようになっています。

新型インフルエンザの流行も、日本人の清潔志向に拍車をかける結果となりました。人が多く集まる場所の出入り口には、アルコール消毒剤が置かれるようになり、シュッシュッと手に吹きかけることが、まるで流行を広げないための無言のエチケットのようになりました。

あれ以降、携帯用の消毒剤を持ち歩く人も増えたのではないでしょうか。

それよりも驚かされたのは、多くの人がマスクをするようになったことです。街中の人が白いマスクで顔を覆《おお》って歩くようになりました。同じように新型インフルエンザが流行した国々では見られなかった光景で、外国人からすると、まさに異様に見えるようです。

その後、日本では冬になると、この光景が決まって見られるようになりました。こんなにたくさんの人が、インフルエンザに感染しているのに外出しているのだとしたら大変なことですが、そんなことはありませんね。

では実際に、マスクに風邪予防効果はあるのでしょうか。

ほとんどのマスクは、パッケージに「ウイルスの除去率九九パーセント以上カット」などとうたい、予防効果の高さを暗《あん》に伝えています。

しかし、国民生活センターが公表した調査では、対象となった一五銘柄のうち、ウイルスの捕集効率が九五パーセント以上あったものはわずか三銘柄のみでした。一方、極めて高い除去率をうたいながら八〇パーセントにも満たないマスクは三銘柄もありました。

やはり、ウイルス除去率の高いマスクをしていれば、風邪を引かずにすむとはいえないようです。しかも、マスクのわきなどから空気がもれるつけ方をしている人がほとんどで、それではウイスルを捕集する効果が著しく低くなることも明らかにされました。だからといって、わきなどから空気がもれないよう着用すると、捕集効率が九五パーセント以上あるものは、苦しくて長時間つけていられないとの結果も出ていました。

なぜ、マスクの商品パッケージには、ウイルス捕集効果の低いものや、正しく長時間は着用しにくいものでありながら、「ウイルスの除去率九九パーセント以上カット」などと堂々とうたい上げたものがあるのでしょうか。

実は、一般用のマスクには公的な認証や基準がなく、メーカー側の「基準」で宣伝できてしまうからです。その「基準」にのっとって検査したら「ウイルスの除去率は九九パーセントだった」と言ってしまえば、それが許されてしまうのです。しかも、メーカーが宣伝する効果に対して何を「基準」としているのか、パッケージに明記されていない商品も実際のところあります。

国民生活センターは、一連の調査結果から、症状のある人が咳やくしゃみによる飛沫《ひまつ》を防ぐために「咳エチケット」としてマスクをすることは推奨しています。一方、予防としては、マスクの着用によってインフルエンザなどの感染を完全に防げず、効果を過信しないようにと伝えています。ちなみに、「価格が高い＝効果も高い」とはいえないことも、この調査では明らかにされています。

異常な「マスク大国」日本

予防効果がないのだとしたら、なぜ日本人はマスクをこれほど好むのでしょうか。

あるテレビ番組が、マスクを着用している一〇〇人について調査したところ、二四人は実際に風邪を引いていて、二〇人が風邪予防のためだと答え、残りの五六人は風邪とは関係なくマスクをしているという結果が出ていました。

この風邪とは関係なくマスクをすることを、最近では「だてマスク」と呼ぶそうです。目的は見た目や保温・保湿もありますが、「他人に表情を見られたくない」「人と話をしたくない」「なんとなく安心する」といった理由があるといいます。

やはり大勢の人がマスク姿で街を歩く日本特有の光景は、海外の人々から見るとかなり不思議で、理解できないようです。

私も長く海外で生活しましたが、医療従事者でさえマスクはあまり使っていませんでした。せいぜい手術のときに着けるくらいで、もしふだん着けていれば逆に「この人は何か変な感染症でも持っているのでは」と疑われ、だれも近づいてきてくれないのです。

英国紙「デイリー・テレグラフ」の東京特派員として勤め、日本での生活経験が長いコリン・ジョイスさんは自身の著書のなかで、「こうすれば君は日本で暮らしていける」という条件として、「マスクを着けた人と笑わずに会話する」ことを挙《あ》げています。それくらい、マスクをふだんから着けていることは「おかしくて、変なこと」に見えるらしいのです。

ところが、日本人にとってはマスクをして外出することが、スタンダードになってきています。最近では、「正しいことを教える現場」であるはずの学校でさえ、インフルエンザの流行期に予防のためのマスク着用を指導するようになっています。そのためか、放課後、子どもにマスクをさせずに遊びに行かせると、「マスクもせずにうちに遊びに来た」と非難されてしまうこともあるそうです。

マスクをせずに出歩いて白い目で見られたり、陰口を叩かれたりするのを恐れて、形だけマスクをしている人も少なくないのではないでしょうか。

一方では、マスクによって自分の顔を半分以上隠すことができて「安心」という人も多いのですから、日本という国の閉塞感《へいそくかん》の高さがうかがえます。

つまり日本人は、「人に風邪をうつさない」という本来の目的を遠く離れて、「体裁《ていさい》」と「安心感」のために、高いお金をかけてマスクで顔を覆っているのです。

温水洗浄トイレで肛門に菌がつく

二〇二〇年、東京オリンピックに向けて、トイレメーカーはその経済効果に期待を大きく膨《ふく》らませているそうです。温水洗浄トイレの市場が、海外ではまだまだ広がっておらず、多くの外国人に温水洗浄トイレの心地よさをアピールするよいチャンスになると、トイレメーカーは考えているようです。

しかし、はたして外国人が公共施設で温水洗浄トイレを使い、「購入しよう！」と思うのか、私は少々疑問です。高級ホテルだけでなく、スーパーや駅のトイレにまで温水洗浄トイレが設置されているのは、日本くらいのもの。海外に出たら、そんなトイレを探すのはとても大変です。これまで述べてきたように、日本人の超清潔志向は世界一です。温水洗浄トイレを使い慣れていない人たちが、大便のたびに温水で肛門を洗いたがるのか、ましてや見ず知らずの大勢の人が使った、ノズルから出る温水を心地よいと感じるのか、と思ってしまうからです。

それにしても、日本人の温水洗浄トイレ好きはいきすぎです。私はインドネシアに医療調査に約五〇年間通い続けました。その際、いつも若い研究者を連れていっていたのですが、いつしか誰もついてこなくなりました。日本人の清潔志向が異常さを増すにつれて、一緒に来るのをみなが嫌がり、誰も「一緒に行きます!」と言わなくなったからです。

理由のなかには、「ウォシュレットがない」ということもありました(一般名のように定着している「ウォシュレット」はトイレメーカーのTOTOの商品名で、INAXは「シャワートイレ」という商品名だそうです)。

「ウォシュレットがないと、ウンコをしたあとでお尻が痛くなる。ウォシュレットがないところには行くことができない」というのです。

日本の男性に、大便のあとに温水洗浄トイレを使いすぎて「お尻が痛くなる」人たちが増えてきています。使いすぎると、肛門周囲の皮膚常在菌が少なくなり、ただれたり、かぶれて血が出たりして、肛門専門の医療機関を受診する人も多いと聞きます。そういえば、私の教え子たちにも、ただでさえ肛門が痛いのに、わざわざ皮膚常在菌を減らす温水洗浄トイレを探して駆け込む者がいました。

温水洗浄トイレの恩恵は、多くの痔の患者さんを救ってきたことにあるのでしょう。しかし過度に使えば、その強い水圧で肛門付近にいる皮膚常在菌を洗い流してしまいます。

「使いすぎはよくないよ」とうながしても、愛用者たちには私の思いは届かず、「気持ちよくてやめることなんてできません。藤田先生も愛用すればそのよさがわかります」とかえって熱弁をふるわれてしまいます。

温水洗浄トイレの普及で、オシッコの時でも便座に座る男性が増えているのも事実です。排尿のあとでも、肛門にシャーシャーと温水をかけているのです。そのたびに肛門周囲の常在菌は流されて皮膚が中性になり、角質がバラバラになって、肌荒れを起こすようになります。すると、大便のなかにいる腸内細菌が肛門付近の皮膚にくっつきます。腸のなかにいればよい働きをしてくれる細菌も、自分の居場所から離れると本来の仕事を忘れ、悪さをはじめます。その腸内細菌が炎症を起こし、肛門が痛くなったり、かゆくなったりするのです。

人の皮膚は、洗いすぎれば汚くなります。洗いすぎによって常在菌もおらず、アルカリ性に傾いた皮膚は、バイ菌が繁殖するのに格好の環境です。それは、みなさんが考える「不潔」な状態ではないですか？

肛門に痛みやかゆみを感じている人は、まずは温水洗浄トイレの使用を控えることです。最初は、きれいになったのか不安もあるでしょうし、お尻が温水シャワーの心地よさを求めもするでしょう。でも、そこを踏ん張って、ウンコをしたらペーパーで優しく拭いてあげるだけにすることです。それが肛門を清潔に保ついちばんの方法です。

また、入浴時に肛門をボディソープなど合成界面活性剤の入った洗剤でゴシゴシ洗うのもよくありません。お湯で優しく洗い流してあげるだけで十分。とくに、肛門に炎症が起こっている際には、洗いすぎないことです。皮膚の新陳代謝のスピードは、約二八〜五六日とされています。ですから、二カ月もすれば、かゆみのない肛門をとり戻せることでしょう。

ビデで膣炎になる女性が増えている

温水洗浄トイレにハマっているのは、男性ばかりではありません。女性も「ウォシュレットがなくては生きていけない」という人が増えています。ただ、女性で「ウンコのあとに肛門を洗わないと痛くなる」という人は少ないようです。女性の皮膚常在菌のほうが強力なのでしょうか。いいえ、そんなことはありません。女性は、「ビデ」機能を使って、もっぱら「前」のほうを洗っているからです。

最近、女性の膣炎《ちつ》が増えています。この原因も洗いすぎによるものです。

日本の女性は、歴史上、膣をビデで洗う経験はありませんでした。「洗えばきれいになる」と、オシッコのたびに膣を洗うようになったのは、ウォシュレットが販売された一九八〇年以降のことです。

しかし、膣も「洗いすぎれば汚くなる」のは同じことです。女性の膣には、デーデルライン桿菌《かんきん》という乳酸菌がいて、膣をきれいに保っています。この菌は、膣のグリコーゲンをエサにして膣内を酸性に整えます。つまり、正常な膣は酸性なのです。

酸性の場所では、雑菌は増殖できません。原始時代、ろくに体を洗っていない男性と雑菌だらけの環境で交わっても、女性は膣炎になどなりませんでした。デーデルライン桿菌が膣を酸性に保ってくれていたからです。

ところが、現代の女性は膣炎になります。「洗えばきれいになる」とばかりに、オシッコのたびにビデで洗っているからです。そのたびにデーデルライン桿菌は洗い流され、膣は中性にかたよっていきます。そうなると、雑菌が膣内で増殖し、おりものが出てきて、膣炎となってしまうのです。

みなさんは、トリコモナス原虫を知っていますか？　この原虫は、男性の体内では悪さをしない微生物です。実際、トリコモナスを尿道に飼っている男性は多いのですが、痛くもかゆくもないので、本人は感染に気づきません。しかし、そうした男性が女性の膣にトリコモナス原虫を入れてしまうと、この原虫はデーデルライン桿菌のエサであるグリコーゲンを横どりするようになります。エサを奪われたデーデルライン桿菌は数を減らし、結果、膣内は中性になり、雑菌が繁殖して炎症を起こすことになります。これをトリコモナス膣炎と呼びます。

洗いすぎで生じる膣炎は、このトリコモナス膣炎と同じ状態です。原虫はいなくても、洗いすぎてしまえば、トリコモナスを膣内で育てていることと同じ状態を生み出すのです。

妊娠を控えた女性にとって膣炎は、避けたい症状の一つです。

国立国際医療センター戸山病院産婦人科の荻野満春先生（研究指導者・箕浦茂樹部長）が、飯野病院の飯野孝一院長と共同で行った調査によると、「習慣的に温水洗浄便座を使用している人は、使用していない人に比べて、膣内の善玉菌である乳酸菌が著しく消失し、腸内細菌などによる汚染が目立ち、細菌性膣症にかかりやすくなっていた」と結論づけました。

この調査は、妊娠していない一九〜四〇歳の女性で、温水洗浄トイレを習慣的に使用している人（使用者）一五四人と、まったく使用しない、またはときどき使用している人（未使用者）一一四人を対象に実施されました。

彼女たちの膣内分泌物を採取・分析した結果、乳酸菌を保有していない症例は、温水洗浄トイレの未使用者ではわずか八・七七パーセントでした。これに対して使用者では四二・八六パーセントもの人が乳酸菌を膣内に持っていなかったのです。温水洗浄トイレの使用者は、未使用者のなんと約五倍もの人が、デーデルライン桿菌を失っていたという結果です。

さらに、膣内から腸内細菌が検出された症例の九二パーセントは、温水洗浄トイレの使用者であることも判明しました。本来、膣内にいるはずのない腸内細菌が、温水洗浄トイレの使用者の膣のなかに入り込んでしまっているのです。

この調査結果が示唆するのは、日常的にビデで洗う女性は、膣内のデーデルライン桿菌を洗い流したために、雑菌に対する抵抗力を低下させてしまっているということです。そのぶん、膣炎にかかるリスクは高くなります。そして、早産や流産の原因は五〇～六〇パーセントが膣炎にあるともいわれているのです。

人の顔にはダニが住んでいる

どんな生物も、必ず自分の体の内外に一種類以上の寄生虫をすまわせています。もちろん、人間も、誰もが寄生虫を持っています。「そんなはずがない。私の体に気持ちの悪い寄生虫がいるはずがない」と思う人は多いでしょう。しかし、それこそ「とんでもない誤解」です。

日本人は戦後、大切な共生関係にあった回虫を捨ててしまいましたが、東京都民の一〇パーセント以上の人が腸に横川吸虫などを持っていることがわかっています。原虫であれば、口のなかには口腔《こうこう》トリコモナスや歯肉《しにく》アメーバ、腸のなかにはランブル鞭毛虫《べんもうちゅう》がいます。今もたくさんの種類の寄生虫が、日本人の体にすんでいます。いずれも宿主の免疫力がしっかり働いていて、抗菌・除菌剤など乱用したりせず、寄生虫の数がほどほどに保たれていれば、人体に悪さをすることはなく、良好な共生関係を保っていくことができるものたちです。

二〇年近く前のことです。テレビの出演や新聞・雑誌の取材で、私の電話が鳴りっぱなしになったことがありました。「ニキビダニ」という寄生虫について、話してほしいというのです。

そのころ、ニキビダニについて知っている人はほとんどいませんでした。ただ、寄生虫を研究していた私は、すべての人が顔にダニを持っていることを知っていました。しかし、そのことを超清潔志向の日本人に知らせると、それこそ大混乱が起こる恐れがあると心配し、講演会や取材などで口にすることはありませんでした。

しかし、世の中には小利口《こりこう》な人たちがいるものです。このニキビダニを利用して、清潔志向に凝《こ》り固まった日本の女性たちを恐怖に陥れ、「ダニを退治する化粧品」を売りまくってやろうとたくらむ人たちが出てきたのです。

彼らは、街を歩く女性たちを次々とつかまえては、鼻の横の皮膚を圧迫して、毛穴から皮脂を出し、その固まりを顕微鏡《けんびきょう》に映して見せました。そこには、クニャ、クニャと動くニキビダニがいました。女性たちは、「キモチワルイ！」「コワイ！」「キタナイ！」とキャーキャー大騒ぎ。なかには、驚きのあまり絶句する人もいました。こうなれば、小利口な人たちの思う壺《つぼ》です。

「あなたの顔には、こんな気味の悪いダニがいるのですよ。寝ている間、このダニが顔の表面に出てきて、皮膚を荒らしています。数が増えれば、ニキビの原因にもなります。この化粧品には殺菌作用があります。気持ちの悪いダニを殺して、皮膚をきれいに保ちましょう」

などと不安をあおって、自分たちの化粧品を宣伝したのです。

たしかに、このダニは数が多くなりすぎるとニキビをつくったり、皮膚を荒らしたりすることはあります。しかし、どんなにがんばってスキンケアしたとしても、ニキビダニすべてをなくすことはできません。彼らと人は、共生関係を結んでいる仲だからです。

もし、くだんのような宣伝文句を真に受けて、仮にニキビダニを一掃してしまったとしたら、どうなると思いますか。私たちの顔は、納豆のようにベタベタし、ナメクジのようにヌルヌルして、どうしようもなくなるのです。

この共生虫は、毛穴の奥深くに潜《ひそ》んでいて、皮脂腺から出てくる脂肪性の分泌物を処理してくれている大切な生き物です。ですから、このダニがいないと皮膚の脂肪代謝がうまくいかなくなります。ニキビダニは、皮膚常在菌と同じように、宿主である私たちの肌を守っているわけです。つまり、彼らがいるからこそ、私たちの肌はツルツルの状態を保てているのです。

日本人はダニをとかく嫌います。しかし、地球にとっては人よりダニのほうが大事な存在であることは間違いありません。ダニは世界で約五万種、わが国では約一〇〇〇種が知られています。ある種は森林の落ち葉を砕《くだ》いて土に戻しています。他の種は、昆虫のウンコを分解して、土に戻しています。これらのダニたちがいないと、地球は回らないのです。

寄生虫は、たしかに見た目に気味の悪い生物かもしれません。姿形が悪く規格外れのものに対して、「いじめ」に似た感情を日本人は持ちやすいようです。共生虫を次から次へと槍《やり》玉《だま》に上げ、体外に追い出そうとしています。しかし、こうした行為は自らのためになりません。そのことを、もうきちんと認識しようではありませんか。

ファッションの世界では、「二〇年一めぐり」というそうです。二〇年前に流行したものが、再び人気になる周期を持つというのです。人々の記憶が薄らぐのがだいたい二〇年で、忘れたころに復活すると、「なんだか懐かしいけれど、新しい」ということになるのでしょう。

ニキビダニが騒がれて、あと数年で二〇年になります。もしかしたら、小利口な人たちが再び「ニキビダニを追い出して、ツルツル肌をとり戻そう」と騒ぎ出すかもしれません。そんなとき、巧妙な宣伝文句に決して踊らされない私たちでありたいものです。

それでも生レバーを食べたいか

回虫やニキビダニなど、古来共生してきた寄生虫たちを毛嫌いする日本人には、ちょっとおかしなところがあります。寄生虫や食中毒菌の感染が強く疑われるものを「おいしい」と好んで食べる人たちがいるのです。

「食」にこだわるグルメ人であることが、一流を気どる人たちのステータスとなっています。そこには、平和で豊かな国情を反映して、より珍しい食材を求める「ゲテモノ食い」も加わります。他の人がなかなか食べられないものを、少々高いお金を出して舌鼓《したつづみ》を打つところに、優越感という調味料が加わっておいしさも増すのでしょう。

「ゲテモノ食い」とは、「単なる個人的に遊離した行動ではなく、背後に必ず社会文化的なものがある」と有名な生態学者クロルは語っています。

ゲテモノ食いの最たるものは、動物の生肉を食べることではないでしょうか。動物の肉には、日本人の嫌いな食中毒菌もいるし、寄生虫がすんでいることも多いと知っていながら、「一度食べたらまた食べたくなる」という人は少なくありません。

しかし、肉の生食は、免疫力の低下している日本人にはとても危険な食材です。

とくに牛の生レバーを好む人は多いですが、これは、二〇一二年に販売・提供することが厚生労働省によって禁止されました。焼き肉店でユッケを食べた客たちが病原性大腸菌O111による集団食中毒を発症し、死者も出た事件が、禁止に向けての大きな引き金になったのです。

けれども、それ以前から牛の生レバーが原因の食中毒は、何度も起こっていたことです。O111は、O157の仲間の食中毒菌であり、腸管にて毒素を排出し、出血を起こし、ときに人を死にいたらしめる菌です。日本人がふだんからもっとも恐れる病原菌の一つでしょう。ところが、「ゲテモノ食い」ができなくなると、話は変わるようです。

厚労省の通達に対し、「もう少し長い目で見てほしい」というような意見が多数、飲食関係者から寄せられたそうです。「抵抗力の弱い人は食べないように」と啓発をしていくから、生レバーを食べさせてほしい、というのです。

その欲求はよほど強いのでしょう。ある個人経営の焼き肉店では、表向きは「レバ刺しはない」としています。しかし、「常連の、食中毒になっても文句は言わないと約束した客にはこっそり出している。なかにはチップを払うから食べさせて、という熱狂的なファンもいる」と語っていました。

一〇年で二〇倍に増えたアニサキス

馬刺しや養殖ヒラメの刺し身を食べた人から、「クドア・セプテンプンクータ」や「ザルコシスティス・フェアリー」という日本に今までいないとされてきた原虫が見つかっています。豚のレバ刺しを食べた人からは、「アジア条虫」という寄生虫も発見されています。

最近では、アニサキスという寄生虫による食中毒が話題になりました。若い人たちに人気のタレントが立て続けにアニサキスに感染したことで、センセーショナルに報道されました。アニサキスによる食中毒は、厚生労働省の発表によれば、二〇〇七年にはわずか六件しかなかったのが、二〇一六年には一二四件もあり、わずか一〇年間で二〇倍にも増えたことがわかっています。

アニサキスは、サバから感染することが多く、スルメイカやアジ、サンマ、イワシ、タラなども感染源になります。これによる食中毒が増えているのは、食品流通が整備されて、生で魚を食べる機会が格段に増えたからでもあるのでしょう。

日本人にとって生の魚介類を新鮮なまま、ツルッと食べることは格別です。しかし、そのおいしさの代償として、日本人はこの怖い寄生虫に世界でもっとも感染する民族になってしまっています。

アニサキスが人に食中毒を起こすのは、アニサキスにとって人がもともと宿主となるはずのない動物だからです。

アニサキスは本来、クジラやイルカなどの海棲哺《かいせいほ》乳類《にゅうるい》を終宿主《しゅうしゅくしゅ》にしている寄生虫です。クジラやイルカの胃壁《いへき》に寄生したアニサキスの親虫が卵を産むと、海水中で孵化《ふか》し、オキアミというプランクトンのなかで幼虫になります。このオキアミがサバやイカに食べられると、その体内で発育し、終宿主のクジラやイルカに食べられるのを待ちます。

ところが、その前に人がサバやイカを捕まえて食べてしまうので、アニサキスが暴れてしまうのです。幼虫は人の体内では親虫になることができず、自分のすみかがどこなのかもわからず、迷ってしまい、人の胃壁や腸壁に穿入《せんにゅう》します。そうすると、人にひどい腹痛を起こすのです。その痛みは、大変激しいものです。

それにしてもなぜ、小さな幼虫が、何百倍もの体の大きな人間に、そんなにひどい腹痛を起こさせるのでしょうか。

それは、アニサキスに対して、人の体がアレルギー状態になるためです。アニサキスの幼虫一匹が胃壁に頭をつっ込むと、その胃壁にアレルギー反応が起こり、胃の粘膜全体に急激なけいれんが起こり、それが猛烈な痛みとなるのです。

アレルギー反応が起こるのは、それに対する抗体ができているためです。つまり、アニサキス症にかかる人は、日ごろから刺身など魚を生で食べることが好きな人に限られています。何度もアニサキスの幼虫を飲み込んでいるうちに、アニサキスに対して抗体ができ、アレルギー状態になります。そんな人の胃壁に幼虫が一匹でも頭をつっ込むと、激しい症状が起こるというわけです。

「加熱」「冷凍」がいちばんのアニサキス予防法

アニサキス症を予防する方法もお伝えしておきましょう。当たり前のことですが、いちばん確実なのは、サバやスルメイカ、アジ、サンマ、イワシ、タラの白子《しらこ》などを生で食べないことです。アニサキスは熱に弱く、六〇度で加熱すると死滅します。加熱がいちばんの予防法です。

しかし、刺身のおいしさを知っている日本人には、刺身を食べない選択は難しいでしょう。アニサキスは生きているときには魚の内臓にいます。そして、魚が死ぬと体のほうに移動してきます。専門の料理店や寿司屋はこのことをよく知っていて、魚からすばやく内臓をとり除き、身も確認しながらさばいてくれます。ですから、きちんとした料理店や寿司屋で刺身を食べるのは問題ありません。

一方、魚をさばくのに慣れていない人が、自分でスルメイカやアジなどを刺身に下ろすのは危険ともいえるでしょう。それでも自宅で自分でさばいて食べたいならば、白く細長い小さな寄生虫が身についていないか、しっかりと確認することです。とくにスルメイカは、アニサキスと同じ白い色をしているので見つけにくく、生食が危険な食材でもあります。

アニサキスがとくに多い魚はサバです。サバは酢でしめて食べることが多いですが、アニサキスは酢では死にません。「酢でしめてあるから大丈夫」とはいえないのです。ましてや、ワサビをつけたくらいで感染予防はできません。また、イカの内臓を使って自己流で塩辛にしたり、タラの白子を生で食べるのも危険がともなう行為です。

アニサキスを確実に殺した刺身を食べたいならば、マイナス20度以下の冷凍庫で２日間保存することです。しっかり冷凍することでも、アニサキスを殺せます。

また、しっかりよく噛《か》むことも大事です。アニサキスの体をつぶして口内で殺せば、腹痛が起こるのを防げます。

万が一、アニサキスの感染が疑われるような激烈な腹痛が起こったときには、医師に食べた魚の名前を伝え、内視鏡で幼虫をとり除いてもらうことです。胃アニサキス症は、食後六時間を過ぎたころから起こります。刺身などは夕食にとることが多いので、発症は夜の一二時から深夜二～三時ごろとなるでしょう。ただ、まれに痛みをしばらくがまんしていると、虫体が自然に胃壁から外れることもあります。そうすると、ケロッと痛みは消えてしまいます。

ちなみに、生物にいる寄生虫はアニサキスだけではありません。次ページに一覧をのせました（**図表5**）。これらを生で食べることは、自然界の掟《おきて》に反することであり、終宿主でない私たちが飲み込めば、激しい症状を起こす危険性があることを覚えておいてください。

図表5　ゲテモノ食いや刺身などによる寄生虫病とその治療

動物	食品	寄生虫	治療
クマ	生刺し、ルイベ	旋毛虫	メベンダゾール
ウマ、ブタ	生刺し	旋毛虫	メベンダゾール
ブタ	生肉、生血	有鉤嚢虫、有鉤条虫	プラジカンテル
ウシ	たたき、牛刺し	無鉤条虫	プラジカンテル
	肝刺し	肝蛭	プラジカンテル
ニワトリ	肝刺し	イヌ・ネコ回虫	サイアベンダゾール
	ささみ造り	マンソン孤虫	外科的摘出・プラジカンテル
カエル	刺身	マンソン孤虫	外科的摘出・プラジカンテル
ヘビ	刺身	マンソン孤虫	外科的摘出・プラジカンテル
スッポン	生血	マンソン孤虫	外科的摘出・プラジカンテル
イノシシ	生肉	肺吸虫	プラジカンテル
サワガニ	残酷食い	肺吸虫	プラジカンテル
モクズガニ	老酒漬け	肺吸虫	プラジカンテル
ドジョウ	踊り食い	剛棘顎口虫	メベンダゾール・プラジカンテル
		棘口吸虫	プラジカンテル
アユ	ぶつ切り、三杯酢	横川吸虫	プラジカンテル
コイ、フナ	あらい、刺身	肝吸虫	プラジカンテル
サケ、マス	ルイベ、刺身	日本海裂頭条虫	プラジカンテル
ナマズ、ライ魚	刺身	有棘顎口虫	メベンダゾール
イワシ、サバ	三杯酢、刺身	大複殖門条虫	プラジカンテル

出所：藤田紘一郎『寄生虫学はおもしろい』羊土社より

第5章

きれい好きをやめれば、免疫力が強くなる

トイレ掃除は体にいい！

最近、掃除した雑巾《ぞうきん》を学校では洗わせず、汚いまま自宅に持ち帰らせる小学校があると聞きます。さらに驚くのが、子どもにトイレ掃除をさせない小学校も増えていることです。子どもに「バッチイ」ことをさせて、バイ菌に感染でもさせたら大変だ、というのが理由なのでしょうか。

バッチイことは、子どものうちからたくさんさせたほうがよいのです。昔は「子どもは使えば使うほどよい大人になる」といって、トイレ掃除をはじめとする多くの手伝いをさせられたものです。

私が子どものころは、戦後の食糧難の時代でしたから、農家でなくても家庭で野菜をつくる家がほとんどでした。私は、国立結核療養所の宿舎に、小学校入学から大学入学まで住んでいました。医者だった父がそこの所長をしていたからです。周囲5キロを塀で囲まれた療養所には、広大な土地がありました。私たちはその土地を開墾《かいこん》して畑にし、イモや野菜をつくりました。

やせた土地だったので、肥料がたくさん必要で、ボットン便所からウンコをくみ出してはそれを使っていました。そのくみ出して畑まで運ぶ作業は、私と弟の仕事でした。ウンコの入った桶《おけ》を天秤で畑まで運ぶのですが、天秤棒の中央にかけたウンコの桶は、運ぶ途中で弟のほうにずれてひっくり返り、弟はたびたびウンコまみれになりました。私は背が高く、弟は少し低かったからです。弟はそのつど私をにらみつけ、「何がなくても背がほしい」と嘆いていました。母はウンコまみれになった弟を見ても、驚くことも慌てることもなく、当たり前のこととして自分で体をきれいにさせていました。

現在の日本人が排泄《はいせつ》を恥じる気持ちには、異常なものがあります。

私は過去七〇カ国以上の国々を旅してきましたが、これほどまで排泄物を忌《い》み嫌っている国民は、日本人以外に見当たりません。

では、本当にウンコは汚いものなのでしょうか。

大便の六割は水分で、固形部分の大半は腸内細菌とはがれ落ちた腸の細胞であることはお話ししました。腸内細菌は私たちの体を守ってくれている菌たちであり、汚いものではありません。はがれ落ちた腸の細胞は、自分の分身のようなものでしょう。つまり、人間の大便とは、病人の便を除いて、人にとってそれほど汚いものではないのです。

それでは、この世で「もっともきれいなものは何か」と問われたら、あなたはなんと答えるでしょうか。

「バイ菌がいるか、いないか」という基準のもとに判断するならば、この世でもっともきれいなものは、「出たばかりのオシッコ」です。健康な人のオシッコには細菌がいません。オシッコの約九六パーセントは水です。残りの四パーセントは体で使われなかった塩類やビタミン類、色素、それに尿素などです。

ただし、オシッコも時間がたつと、細菌がよってきて、くさいにおいを放つようになります。ですから、トイレにオシッコをかけてしまったら、時間をおかずに、サッときれいに拭いてあげるとくさくならずにすむのです。

前述もしましたが、泥んこ遊びをたくさんした子と外遊びをあまりしなかった子では、腸内フローラの多様性がまったく異なり、免疫力に差が出てきます。トイレ掃除も一緒です。「バッチイ」ことをすることは、丈夫な体を築くために何よりもよい方法なのです。

砂場で子どもたちを遊ばせない親たち

ところが、お母さんたちはわが子がウンコやオシッコを漏らすと「キタナイ！　触っちゃダメ」と叱り、強力な殺菌成分のある洗剤でその場をゴシゴシと拭きます。

最近では、「尿ハネは、そのままにしてはダメ」と、香りが強く、殺菌成分を含む洗剤を吹きかけ、トイレットペーパーでサッと拭くタイプの商品も人気のようです。たしかに、尿のにおいは放置すると強くなるので、トイレを清潔に保つには、汚したらすぐに拭くことが大事です。

でも、それは濡らした雑巾《ぞうきん》でサッと拭けばとれるもの。それなのに、オシッコのにおいを「クサイ」「キタナイ」と嫌い、人工的な香りのついた洗剤でそれをとり除く姿を毎日のように見せてしまうと、その親の姿が子の脳に刷り込まれます。そうして、その子が親になったとき、さらに清潔志向が強くなった状態で子育てをするようになるでしょう。

繰り返しますが、出したばかりの尿は無菌であり、汚いものではありません。大便にはたくさんの菌がいますが、それはすべて腸内細菌です。私たちの腸のなかで健康増進のために働き、役割を終えて出てきた菌たちです。せめて「お疲れ様でした」と感謝したいところですし、それが愛しい家族のものであれば、「ありがとう」とお礼の気持ちを伝えてもよいくらいです。

それなのになぜ、日本人はこれほどまでに大便を「キタナイ」と嫌うのでしょうか。

大便には大腸菌がたくさんいます。大腸菌は腐敗菌であり、さまざまな方面で一方的に悪者扱いされたことが大きかったのだと思います。

最近、私が通りかかった小さな公園では、砂場が高い柵《さく》で囲ってありました。野良イヌやネコが来て、そこで排泄するのを防ぐためなのでしょう。「公園の砂場は、イヌネコの糞尿が混ざっていて、大腸菌などのバイ菌がいっぱいいます」とはたびたび見聞きする文言です。こんなことを聞いてしまうと、お母さんたちは幼い子をそこで遊ばせることが心配になります。行政も管轄《かんかつ》内で問題が起こっては大変だといって、苦情が来れば、柵を立てるなどの対策を講じなければならないのでしょう。

たしかに、砂場はイヌネコの格好の排泄場所になると思います。糞のなかには彼らの腸内細菌がいます。でも、腸内細菌の多くは嫌気性《けんきせい》といって、酸素のある場所では生きられないものばかりです。つまり、砂場に落とされて空気中に出てきたら、ほとんどの菌は死んでしまいます。これは大腸菌も同じです。そもそも、大腸菌は人をただちに病気にするような病原性は持ちません。

ですから実際のところ、砂場にいる細菌は、ほとんどが土のなかにいる土壌菌たちです。土壌菌は腸内細菌の仲間であり、これとふれあうことで、人の腸内フローラや免疫力は強化されることはお話ししたとおりです。

では、「砂場は大腸菌などのバイ菌がいっぱい」という話はどこから出てきたのでしょう。おそらく、抗菌砂を売る業者の宣伝文句ではないかと思います。抗菌作用をほどこした砂で遊ぶことが、本当に子どものためになるのでしょうか。抗菌作用のあるものに触れることは、皮膚を守る常在菌の活動力を奪ってしまうことになります。

腸を弱くする日本の水道水

そもそも大腸菌は「汚くも怖くもない菌」であると認識を改めることです。

日本人の大腸菌に対する誤解が生まれた発端を調べてみると、「東京湾の水は汚れていて、大腸菌が見つかった。おそらく、コレラ菌や赤痢菌もいるかもしれない」と、コレラ菌や赤痢菌と同類に並べられて伝えられたことから始まっているようです。

その大腸菌は、現在も水質の汚染の度合いを調べる指標とされています。大腸菌は人を含む動物の大便にいますし、培養できるため、検査の方法として使いやすいのです。なお、検査した水から大腸菌が見つかると、「汚染水」のレッテルを貼られてしまうことも、日本人の脳に「大腸菌はキタナくて危険」との情報が刷り込まれた一因になっているのでしょう。

日本人の清潔志向の異常さは、ライフラインの一つである水道水の規制を見るとよくわかります。

ＷＨＯがヨーロッパにおいて定めた規制では、水道中の一般細菌数に制限を定めていません。空気中にも無数の雑菌が浮遊《ふゆう》しているのであり、水にだけ雑菌の混入を制限するのはおかしいという考えからです。ところが、日本では一ミリリットル中一〇〇以下と実に厳しい制限を設けています。

大腸菌群に関してはさらに厳重です。ＷＨＯは「水道水中の大腸菌群の混入は一〇〇回検査して五回以内なら合格」としているのに対し、日本では「検出されないこと」。すなわち、大腸菌はゼロでなければいけないとしているのです。

これが何を意味するかわかるでしょうか。雑菌の混入を著しく制限し、大腸菌に関してはゼロとするためには、それだけの殺菌剤を水のなかに投入しなければいけません。世界の国々と比べてみると、日本は水道水の塩素注入量が極端に高くなっています。世界一清潔好きの国民の水は、世界一塩素を含む水なのです。

そうした塩素の注入量が多い水道水を毎日使い、口にしてしまうことも、日本人の腸内細菌や皮膚常在菌の多様性と数を減らしている一因となっていると考えられます。

「無殺菌」「非加熱」「高硬度」の水を飲もう

哲学の祖《そ》といわれるタレス（古代ギリシアの哲学者）は、「万物の根源は水である」との言葉を残しています。

大人の体は体重の約六〇パーセントが水分です。水はまさに命の根幹《こんかん》です。食べ物は一〇日間以上まったくとらなくても、皮下脂肪などをエネルギーに変えながら生きていけます。しかし、水は一滴も飲めないと、細胞外液の濃度が高くなり、浸透圧の関係で水分が細胞から引き出され、脱水症状になります。ちょうど塩をかけられたナメクジと同じ状態になってしまうのです。事実、体重のわずか一〇パーセント程度の水分が失われるだけで、人間の体は危機的状況に陥り、二〇パーセントを失うと死んでしまいます。

人は、体内から二パーセントの水分が失われると、のどの渇きを覚えます。三パーセント減ると、今度はのどの渇きを感じなくなります。六パーセント減ると、脱水症状を起こします。「のどの渇き」というのは、命を守るために体から送られてくるSOSでもあるのです。

そのときに飲む水こそ、「命の宝水《たからみず》」です。それが、塩素を多く含む水道水であってよいはずがありません。世界一清潔志向の強い国民の水は、世界一殺菌剤の注入量の多い水であることは前述しました。「キレイ＝細菌ゼロ」ではない、ということです。

「命の宝水」となる飲み水には、「無殺菌」の水を選ぶことです。それは、塩素の注入もなく、加熱などして水の活性を壊していない「非加熱」の水です。一万年前の人類が飲んでいたような水こそ、腸内細菌の繁殖力を高め、人体の細胞も喜ぶ「命の宝水」となります。

では、「無殺菌」「非加熱」という条件を前提として、具体的にどのような水を飲むとよいのでしょうか。

私は、世界の発展途上国で水が運ぶ病原体の研究をしているうちに、世界の飲料水の調査もするようになりました。そのために訪れた国は、およそ七〇カ国にも及びます。「よい水を求める世界の旅」と名づけてさまざまな国を訪ね、現地の水を自分で飲み、水質を調べ続けたのです。その間、下痢が止まらなくなったり、腸チフスにかかったりしたこともありました。

そうやってさまざまな水に出合ったなかで、もっとも印象に残っているのは、ヒマラヤ山《さん》麓《ろく》の高原地帯に暮らすフンザ族や、南米の奥深い高原地域に住むビルカバンバの人たちのことです。そこには一〇〇歳を超える長寿の人たちがたくさん暮らしていました。驚くべきことに、彼らは長生きの要因が自分たちの「飲料水」であることを知っていました。

調べてみると、標高二〇〇〇メートル以上の山から流れる谷川の水は、カルシウムやマグネシウムの多い、いわゆる「硬度の高い水」でした。彼らの長生きの秘訣は、飲料水の硬度、とくにカルシウムにあったのでした（175ページ図表6、図表7）。

私は「カルシウムを多く含む弱アルカリ性の水」が人を長寿に導くことを長年の研究によって結論づけました。その内容は複雑であり、拙著『水と体の健康学』（ソフトバンククリエイティブ）にわかりやすくまとめていますので、ここでは省《はぶ》きます。日本にも、そんな「命の宝水」はたくさんあります。

選ぶポイントは、人体の血液と同じ「弱アルカリ性」であること。人の血液は健康なときには弱アルカリ性に保たれていますが、疲労時や不調時、健康を壊していると酸性にかたよっていきます。

もう一つは、「鉱泉水」「鉱水」「温泉水」であること。長い歳月をかけて雨や雪が地下深くに浸透したのちにわき出した水は、地層という天然のフィルターを通過するなかでゴミや汚れがろ過されます。それは、殺菌や加熱などしなくても、病原菌を含まない、幼い子も安心して飲めるクリーンな水となります。同時に、地層内のミネラルを吸収しているのです。こうした水を一般にミネラルウォーターと呼びます。

しかし、日本のミネラルウォーターに対する基準はあまく、ミネラルをほとんど含まなくても、ペットボトル詰めの水を「ミネラルウォーター」と呼んでよいことになっています。

ですから、消費者である私たちは、購入に際して必ずパッケージを確認することが大事です。まとめます。「命の宝水」となる条件の水は、「塩素剤不使用」「非加熱」「弱アルカリ性」「鉱泉水、鉱水、温泉水」です。

納豆は、腸内環境を整える最強の「土壌菌」

今日まで、薬用石けんで何度も手を洗い、合成界面活性剤を使ったボディソープで体を洗い、掃除には洗剤を多用し、台所を消毒剤で無菌状態に保ち、抗菌・除菌スプレーを何にでも吹きかけていた超清潔志向の人たちには、それらをやめてしまって本当に大丈夫なのか、不安もあると思います。

しかし、心配しないでください。私は、「清潔にしすぎないことで腸内細菌などの微生物が免疫力の強化に働き、アレルギー予防の特効薬にもなる」と長年主張してきました。ただ、「身の回りの細菌が免疫の向上に必要」だとなかなかわかってもらえないので、自分の体を使って人体実験のようなこともやっています。

図表6　硬水と軟水の特徴

分類※ (WHO)	軟水		硬水	
	軟水	中硬水	硬水	超硬水
硬度 (mg/L)	60未満	60〜120	120〜180	180以上
味	まろやかで飲みやすい		Mgの量が多いほど、苦みなどの独特の風味が増す	
適用	・就寝前や体調不良の際の水分補給に ・お茶や紅茶、日本食の調理 ・赤ちゃんの粉ミルク		・体質改善や健康増進に ・特にCa、Mgの多いものは脳梗塞・心筋梗塞の予防も期待できる	
注意	ミネラル含有量が少ないため、体質改善などの効果はさほど期待できない		Mgを摂りすぎると下痢などの胃腸障害を起こしやすい。飲み慣れていない人は、硬度を徐々に上げていくとよい	

※日本での硬度による総称は、軟水0〜100、中軟水100〜300、硬水300〜（mg/L）

出典：藤田紘一郎『水と体の健康学』ソフトバンククリエイティブ、2010年

図表7　心臓血管障害による死亡人数と飲料水の硬度の関係

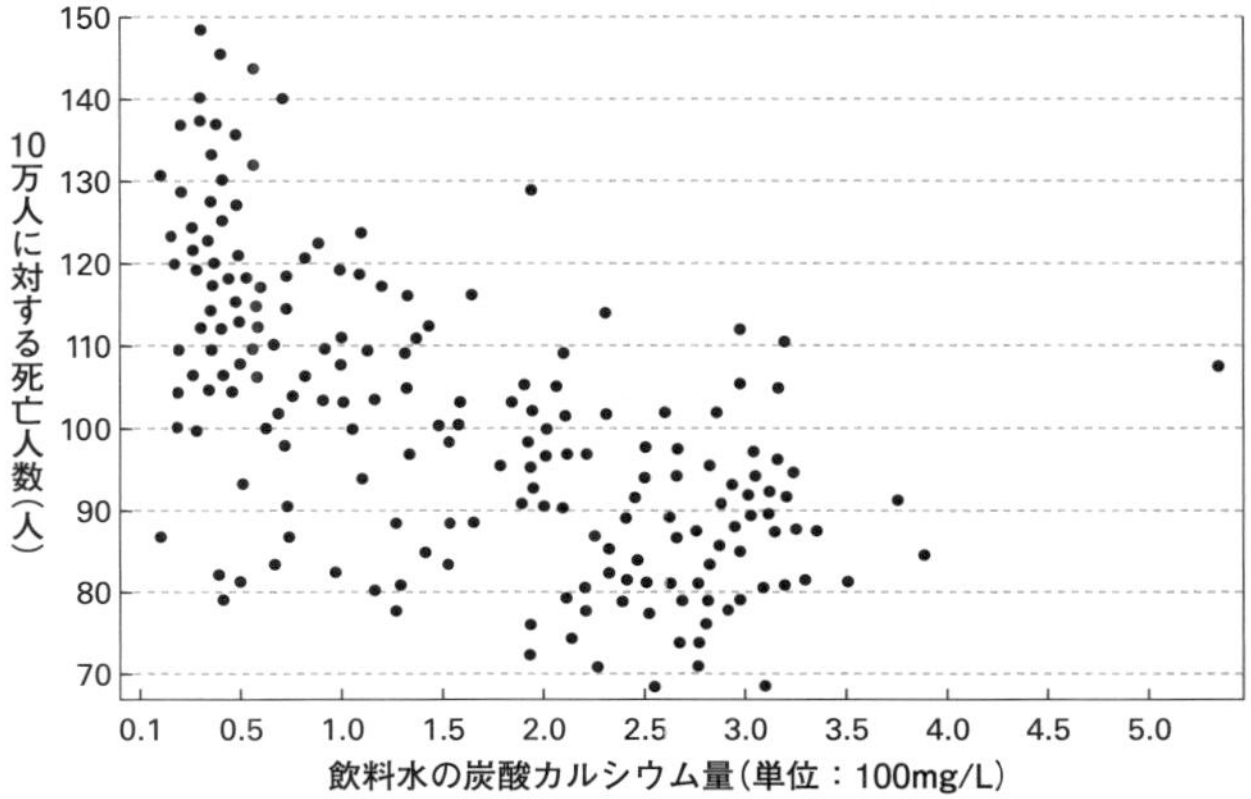

出典：藤田紘一郎『水と体の健康学』ソフトバンククリエイティブ、2010年

その一つが土壌菌を飲むことです。土のなかには一グラムあたり数億個の微生物がいます。大豆を特殊な環境で発酵させたもののなかにも、土壌中と同等の細菌と、乳酸菌など腸の働きを改善する細菌類がいることがわかりました。そこで、それを錠剤にしたものを毎日一錠ずつ飲み込むことにしました。

これを飲むようになり、私の腸はますます元気です。毎朝七時三〇分に、バナナ四本分の排泄《はいせつ》があるほどです。ただ、私だけが元気になっても真実味に欠けるので、仲良しのある学者先生にも試してもらったところ、「久しぶりに朝立ちしたよ」と喜びの電話をくれました。

コアラの赤ちゃんは、生まれるとすぐにお母さんの大便や土をなめます。コアラのエサであるユーカリの葉には毒が含まれます。しかし、生まれたばかりのコアラはそれを無毒化する酵素を持っていません。そこで、お母さんの大便や土をなめることで、そこにいる細菌類を腸にとり込み、酵素をつくる腸内細菌を増やすのです。

パンダの赤ちゃんも同じです。パンダの腸にはかたい笹の葉を消化する酵素がありません。それをつくるのは、パンダの腸内細菌です。そこで、赤ちゃんは生まれるとすぐにお母さんの大便や土をなめて細菌をおなかに入れます。

また、ウサギは下痢をすると、元気なときの自分の便を食べます。私も幼いころは、飼っているウサギを見て「便なんか食べて、キタナイ」と思ったものです。でも、その行為は「腸を元気に保ってくれる細菌を腸に入れ、おなかの調子を整える」という動物ならではのねらいがあったのです。

私が土壌菌を毎日飲むようになったのは、こうした自然の摂理《せつり》を知っていたからでもありました。

腸内フローラを活性化するために、私のように土壌菌のカプセルを飲むのは大変でしょう。土や元気なときの大便をなめるというのも現実的ではないこともわかっています。最近は、「便移植」といって、腸内フローラの乱れから病気を起こしている人の腸に、健康な人の大便を入れる治療法も出てきました。すでに日本でも行われていますが、便移植を受けられるのは大きな大学病院だけで、治療の一環として行われますから、誰でも受けられるわけではありません。

ただ、食生活から腸内細菌の量を増やしていくことはできます。しかも、日本には土壌菌でつくられる最良の発酵食品があります。

それは納豆です。

大豆を発酵させる納豆菌は、枯草菌《こそうきん》といって土壌菌の仲間です。枯草菌は細胞の膜が硬く、生きて腸まで届く菌です。腸に届くと、仲間の菌たちの働きを活性化し、数を増やすことに役立ってくれます。また、土壌菌を育てた納豆の大豆は、腸にいる土壌菌の仲間たちにとっても、とてもよいエサになってくれます。

腸内フローラを活性化し、免疫力を高めるためには、毎日納豆を食べることです。私も納豆を毎日一～二パックは食べるようにしています。

大腸菌は健康に欠かせない

また、「キタナイ」「危険」と誤解されている大腸菌ですが、私たちが健康でいるために欠かせない菌でもあります。そんな大事な菌を、人は「キタナイ」「アブナイ」と毛嫌いし、薬剤を使って一方的にいじめた結果生まれてきたのが、O157やO111などの病原性大腸菌です。

では、実際に大腸菌は腸のなかでどのように働いているのでしょうか。

第一に大腸菌には、O157などの病原性大腸菌が侵入してくると、まっ先に倒しにかかる働きがあります。大腸菌から派生した菌だといっても、腸に病気を起こすO157は、大腸菌にとってももはや敵なのです。このように、病原体にいち早く闘いを挑む「番兵」の役割を担っているのが、大腸菌です。

また、人間は野菜類に含まれる食物繊維を分解する酵素を持っていません。ここで再び大腸菌の出番です。大腸菌はそれを分解しつつ、ビタミン類などの栄養素をとり出す働きがあります。

悪玉菌と呼ばれてしまう他の腸内細菌たちも、実は腸のなかでよい行いをたくさんしています。免疫を活性化したり、侵入してきた外敵を排除したりしてくれているのです。

人は悪玉菌がいないと生きていけません。これは真実です。ではなぜ、彼らは「悪玉」という不名誉な呼ばれ方で嫌われてしまうのでしょうか。

それは、「量」の問題です。

悪玉菌たちは、ほどよく腸にいるときには、宿主にとってよい働きをします。ところが、異常に増殖してしまうと、病原性を現すようになります。こうなると、悪玉菌の酸化酵素が、未消化のたんぱく質を腐敗させ、毒素を発生させます。その毒は、免疫力を低下させ、アレルギーの発生にも関与します。また、毒素が体内をめぐれば、健康な細胞を傷つけ、そこからがん細胞が大量に発生する要因にもなります。

すなわち、悪玉菌そのものが病原性を持つのでなく、異常に増殖させてしまうと病原性を帯びてしまうというわけです。

腸内細菌の数の変動は、私たちが日々食べるものによって起こってきます。宿主である人が食べたものは、そのまま腸内細菌たちのエサになるからです。

私たちの腸内細菌の組成は、生後一年の間に決まりますが、その後、宿主が何を食べたかによって、腸にすむどの種類の細菌が増えるかは、大きく変わってきます。だからこそ、毎日の食事が健康を左右することになるのです。

悪玉菌を異常増殖させないためには、食物繊維を日々積極的にとることです。腸内細菌にとって、最良のエサは食物繊維です。悪玉菌の仲間たちも食物繊維を大好物とします。しかし、ここが食物繊維のすばらしい作用です。これをエサとしているときには、悪玉菌は数を増やさず、宿主にとってよい働きをたくさんしてくれるようになるのです。

納豆、山芋、メカブ、オクラ、モロヘイヤ

食物繊維には、水溶性のものと不溶性のものがあります。

腸内細菌のいちばんのエサとなるのは、水溶性の食物繊維です。文字どおり、水に溶けるタイプの食物繊維で、水を含むとドロドロのゲル状になります。そのゲル状になった食物繊

維を腸内細菌たちは発酵させることでエサとし、宿主の健康に必要な成分をさまざまにつくり出し、腸に吸収させていきます。

水溶性の食物繊維は、納豆や山芋、メカブ、オクラ、モロヘイヤなど、ネバネバしている食品に豊富です。私は毎日、納豆にネバネバ食品を二つ加えてたくさん混ぜて、ネバネバの糸を最大限に引き出してから醤油で味つけして食べる「ネバネバ三兄弟」を毎日食べています。このおかげもあり、私は便秘をしたことがありません。

また、水溶性の食物繊維はワカメや昆布などの海藻類にも豊富です。しかも、大半の日本人の腸には、海藻類からもエネルギーや栄養素をとり出してくれる細菌がいます。これは、欧米人などにはない特別な細菌です。この細菌を増やすためにも、海藻類は毎日食べたいものです。私は、味噌汁にはたっぷりの野菜にワカメも加えて食べるようにしています。

一方、不溶性の食物繊維は、水に溶けないタイプのもので、水を含むと膨張します。そして、腸内細菌たちのほどよいエサとなる一方で、腸の不要物をからめとりながら大きな大便をつくる働きをしています。不溶性の食物繊維は、腸の掃除屋なのです。つまり、これをいっぱい食べると、腸のなかがきれいに保たれるようになります。

不溶性の食物繊維は、豆類、イモ類、キノコ類に豊富です。また、玄米などの全粒《ぜんりゅう》穀物《こくもつ》にもたくさん含まれます。主食を食べるならば、食物繊維をそぎ落としてしまった白米や白い小麦粉食品などではなく、玄米や五穀米《ごこくまい》、十割《じゅうわり》そばなどを選ぶことが、腸内細菌を育てることに役立ちます。

キノコ類も毎日、しっかり食べましょう。キノコ類にも食物繊維が豊富です。しかも、細菌からできるキノコには、免疫力を強化してがんを防ぐ働きを持つ栄養素がたっぷりと含まれています。

食物繊維の豊富なものを毎日食べていると、間もなく腸内細菌の数の変動が起こってきます。そのスピードは速く、二四時間後には悪玉菌がほどよく減り、善玉菌が優勢の腸へと変化が始まります。そして、およそ二週間後には、菌交代がほぼ終わります。こうなると、腸内フローラ全体が免疫力を高め、病気を防ぐ方向へと強く働くようになるのです。

ただし、くり返しますが、食物繊維の摂取を怠《おこた》ってしまうと、今度は悪玉菌優勢のほうに腸内フローラの変動が起こってきますので、注意してください。

腸内細菌を上手に増やす肉の食べ方

悪玉菌を異常繁殖させてしまうのは、高脂肪・低食物繊維の食事をしたときです。

たとえば、焼き肉を食べた翌朝、大便の量が少なくなり、いつもよりくさいと感じたことはありませんか。においが強くなるのは、悪玉菌が異常に増えてしまっている証。量が少ないのは、食物繊維が不足している証です。

悪玉菌の大好物は、動物性の脂肪やたんぱく質などです。焼き肉はもちろん、油でギトギトの唐揚げやトンカツ、生クリームたっぷりのケーキ、コッテリしたスープのラーメン、肉汁たっぷりのハンバーグ、トロリとおいしいカレーライスやシチュー……。みなさんの大好物かもしれませんが、こうしたものは悪玉菌の大好物でもあります。それをエサとしたとき、腸内では悪玉菌が勢力を増し、硫化水素やアミンなどの毒素をつくり出し、強いにおいを発するようになるのです。

そうでなくても、腸はもともと悪玉菌が増殖しやすい環境にあります。温度は三七度で温かく、栄養分も水分も豊富です。真夏のごみ置き場を想像してみてください。生ごみはものすごいスピードで腐り、とんでもないにおいを発するようになりますよね。腐敗菌である悪玉菌には絶好の環境だからです。腸のなかは、そんな環境にとてもよく似ているのです。

ですから、悪玉菌を異常繁殖させる高脂肪・低食物繊維の食事は、回数をできるだけ減らすことです。でも、ときには食べたくなることもあるでしょう。そうしたときには、野菜類をたっぷり食べて食物繊維の量を増やし、高脂肪の料理の量を減らすなどして、可能なところでバランスを整えることです。また、高脂肪食は連続で食べないよう気をつけ、ふだんは野菜をたっぷり使った高食物繊維の食事を基本とするとよいと思います。具体的には、野菜たっぷりの味噌汁、鍋料理、根菜の煮物、きんぴら、青菜のおひたし、野菜の煮物、漬物、玄米のご飯などの和食は、腸内環境を非常によく整えてくれます。

だからといって、「肉を食べてはいけない」と言っているのではありません。肉も健康長寿には大事な食材です。たんぱく質が豊富だからです。

人体を築く細胞や人体の設計図といわれる遺伝子は、たんぱく質を材料につくられています。そのたんぱく質は、二〇種類のアミノ酸を組み合わせ、人体が欲する構造で種々さまざまに築かれます。また、二〇種類のアミノ酸のうち、九種類は人体で合成できないことから、食べ物からとることが欠かせません。そこでその九種類のアミノ酸は「必須アミノ酸」と呼ばれます。肉は、人体に不可欠な必須アミノ酸をバランスよく供給してくれるのです。

一方、大豆や玄米にもたんぱく質は豊富です。いずれも腸内細菌のよいエサとなる健康食ですが、必須アミノ酸の供給という点でいうとアンバランスです。植物性のものだけでたんぱく質を得ようとすると、人体が欲するようにアミノ酸を得ることができず、命を縮める原因となります。

肉嫌いの栄養失調が増えている！

今、「新型栄養失調」になっている高齢者が増えています。「大豆や玄米を食べていれば、肉や卵は必要ない」「肉は血を汚すのでよくない」という意見を信じ、肉や卵をやめた人がなる、新しいタイプの栄養失調です。不足しているのは、たんぱく質ただ一つ。しかし、新型栄養失調になった高齢者は、一年後に半数が亡くなっているというセンセーショナルな報告もあるのです。

肉は、食べるバランスがとても大事な食材です。腸内環境を良好に保ちつつ、人体が欲するようにアミノ酸を供給するためには、「週に二回、ステーキを食べる」という頻度が最適です。週二回は、ステーキでしっかりたんぱく質を摂取し、他の日は魚をメインとして野菜たっぷりの和食でまとめる、というスタイルが、人の健康寿命を伸ばす食べ方といえるでしょう。ただし、ステーキを食べる際には、たっぷりの野菜を一緒にとることも忘れないでください。

ちなみに、焼き肉ではなくステーキを私がすすめるのは、薄切り肉を一枚ずつタレをつけて食べる焼き肉は、ステーキよりも塩分の摂取量が多くなるためです。また、焼き肉のタレには、化学合成によってつくられたさまざまな添加物が含まれます。化学合成された食品添加物も、腸内環境を悪化させます。肉を食べるときには、加工品のタレなどで味つけするのではなく、塩コショウや醤油などを使うことをおすすめします。

発酵食品＋オリゴ糖を毎日とる

今、日本では腸内の善玉菌だけを増やそうとする試みがさかんになされています。しかし、重要なのは、善玉菌と悪玉菌、日和見菌《ひよりみ》のバランスです。腸内の善玉菌と悪玉菌はたえず勢力争いをし、日和見菌は独自の働きをしつつ、優勢なほうの味方をして働きを助けています。このバランスが良好に保たれているときに腸の機能が正常に働き、新陳代謝も活発になって免疫力も向上します。逆にこのバランスが崩れてくると、消化吸収機能や免疫機能、神経内分泌機能のすべてにおいて悪影響が出てきます。

この腸内バランスを整えるうえで役立つのは、発酵食品です。発酵食品には、味噌や納豆、ぬか漬け、ヨーグルト、チーズなどがあります。とくに味噌や納豆などの大豆を発酵させた発酵食品には、土壌菌をはじめとする腸内細菌の仲間たちがたっぷり生きています。しかも、

図表8　オリゴ糖摂取による腸内細菌叢

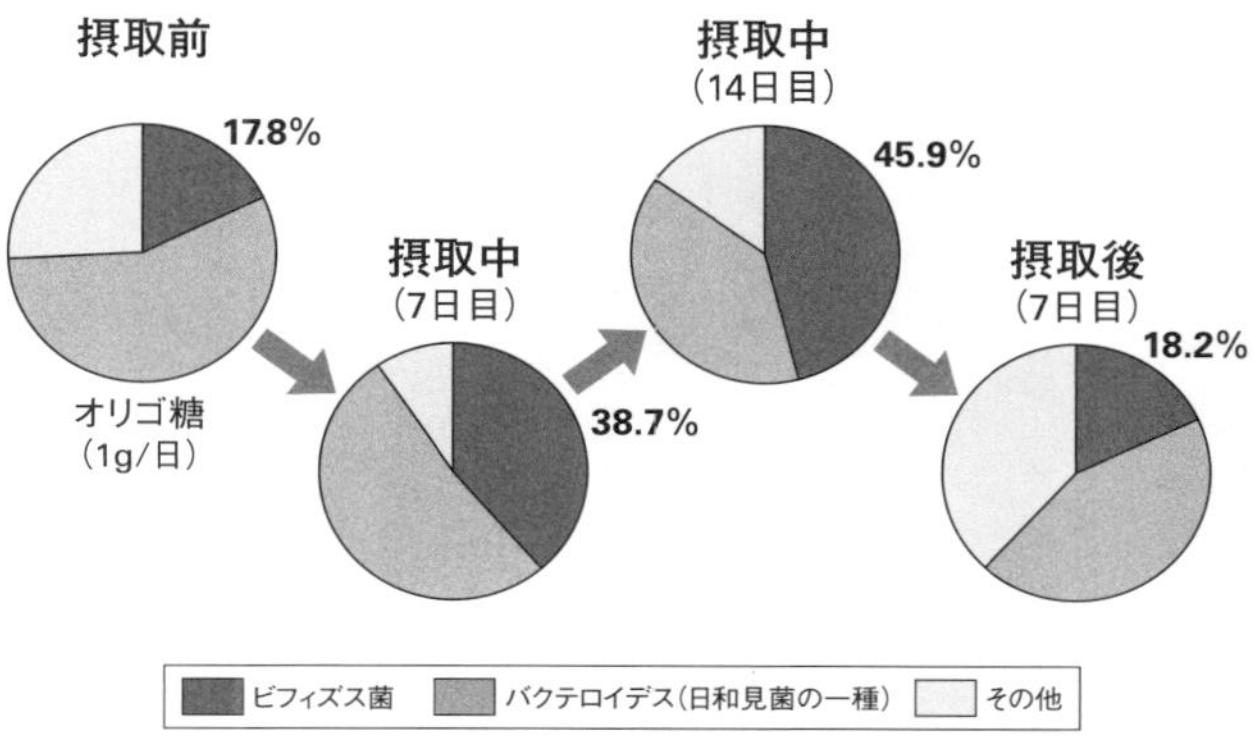

出典：松枝 啓『自然食ニュース』2005年

日本人が伝統的に食べつないできた発酵食品であるため、日本人の腸内細菌を活性化させるうえで非常によい効果を発揮してくれます。

そうして菌が生きている味噌や納豆を毎日食べつつ、善玉菌を増やす食生活を行うと、腸内環境が速やかに整ってきます。最近では、生きた細菌ばかりでなく、善玉菌のエサになる食べ物を腸内に送り込もうというプレバイオティクスもさかんに行われはじめました。

善玉菌のエサとなるのは、第一に前述した水溶性食物繊維です。加えて、オリゴ糖も大事です。オリゴ糖は熱や酸に強く、胃酸や消化酵素によって分解されず、腸まで到達しやすい特性を持っています。オリゴ糖を飲んで腸内バランスを見るために培養したところ、摂取前には一七・八パーセントを占めていたビフィズス菌が、摂取一週間後には三八・七パーセント、二週間後には四五・九パーセントにもなりました。ところが、オリゴ糖の摂取をやめると、一週間でほぼ以前の数値に戻っていました（前ページ図表8）。この結果からもわかるように、善玉菌のエサとなるものは、毎日食べることが大事なのです。

オリゴ糖はきな粉やてんさい糖、インゲン、ゴボウ、タマネギ、蜂蜜などの他、エンドウ豆、小豆、そら豆、大豆などに豊富です。オリゴ糖を精製した蜜状の製品も売られていますが、腸の健康を考えたら、食品から自然な形で摂取するのがいちばんです。それを補助する目的で、オリゴ糖製品を使いたいならば、保存料や合成甘味料を含まない、できる限りオリゴ糖一〇〇パーセントの良質なものを選ぶようにしましょう。

第6章

手はゴシゴシ洗ってはいけない

人類滅亡まであと〝二分三〇秒〟

かつて、

「おじいちゃん、お口くさぁ〜い」

という入れ歯の消毒剤の宣伝文句がありました。あのテレビコマーシャルを見ると、私の心はチクッと痛みました。愛おしい孫たちに、自分が「くさい」と言われている気持ちにさせられたからです。そして、テレビコマーシャルをつくる人たちの、人の心を操《あやつ》る言葉のたくみさに感心しつつも、怖くなりました。

これまでくり返し述べてきたように、私たち日本人は、清潔志向をどんどん高めています。この無菌社会はさらに進み、自分の体から出るにおいまで忌み嫌う「消臭社会」へと突入しました。「加齢臭」「ミドル脂臭」「男脂臭」などの名前をつけ、まわりで少しでもにおう人がいれば、スメルハラスメントとまでいわれるのですから、誰もが気が気ではありません。

体臭は誰にでもある自然なものです。それにもかかわらず、企業のたくみなマーケティングは、私たちににおいへの嫌悪感を過剰に抱かせ、だんだんとその度合いを強めながら、抗菌・消臭商品へと誘導しています。つい先ほどまで自分の体内にあった便や尿への嫌悪感はさらに強くなり、ついには汗もかけない、息もできない社会になってしまうかもしれません。

このように、今の日本社会は、過度の清潔・消臭志向によって本来の生物としての個性をどんどんなくしているのです。

本書の「はじめに」にて「人類が家畜化されている」と述べました。家畜とは、自然から切り離され、人間の文化で管理され、形や習性を変えられてきた動物です。同一規格化された家畜は絶滅の危機に陥ったとき、あっという間に死に絶えることになります。自然界にて自力で生きられない生物は、真っ先に淘汰されてしまうのです。

この先、日本人の超清潔志向、消臭志向はどこに向かっていくのでしょうか。私は世界が滅亡するのは、決してSF映画のなかだけとは思っていません。もしもそのときがやってきたら、世界で最初にいなくなるのは、日本人ではないかとも思っています。自分のにおい消しに熱心になるような自己家畜化された人間が、変動する自然環境や社会情勢の脅威にうまく対応できるはずもないからです。

みなさんは、「世界終末時計」を知っていますか。米科学誌「ブレティン・オブ・アトミック・サイエンティスツ」が冷戦時代の一九四七年に創設したもので、気候変動や核兵器などが原因となって地球が滅亡するときを時刻の午前〇時に見立て、それまでの残り時間を象徴的に示したものです。

二〇一七年一月、「世界終末時計」は三〇秒進められ、これにより人類滅亡を示す午前〇時まで、残り二分三〇秒に迫りました。ドナルド・トランプ氏が米大統領に就任し、気候変動や核兵器拡散への対策に後ろ向きな発言をしたことが理由でした。

「世界終末時計」は、世界の動きを見ながら時計の針を進めたり戻したりしていますが、第二次世界大戦後の冷戦時代だった一九五三年、残り二分まで近づきました。それに続き今回は過去二番目に近づいたことになります。

ホーキング博士の恐ろしい警告

「人類は今後一〇〇〇年以内に、災害か地球温暖化のために滅亡する」

英国の宇宙物理学者、スティーブン・ホーキング博士は一九九九年にこんな警告を発しています。

近年、異常気象など温暖化の影響と思われる現象が頻繁に起こっています。このまま温暖化が進行すると、地球はいったいどうなってしまうのでしょうか。

ホーキング博士は「気温はどんどん上昇し、煮えたぎった硫酸に満ちた金星のようになってしまうのではないか。ほかの惑星に移住することしか人類が生存する方法はないだろう」とSF映画さながらのことも語っています。博士のこの警告は、おそらく正確な根拠のもとでの発言だと思います。けれども、一〇〇〇年後とは遠すぎる未来の話で、現実感を持てない人も多いでしょう。

それでは、こんな話はどうでしょうか。

「二酸化炭素の増大が直接地球上の生物に影響を及ぼし、生物を絶滅に追いやる。人類もその例外ではない」という研究報告が、ドイツの研究者たちの間でなされています。

この研究の中心となったのは、ドイツのロイトリンゲンにある自然科学・医学研究所（NMI）の生物学者ユーゴー・ゴー・ヘメルレ博士と化学物理学者オットー・イナッカー博士、ギッター・ベックマン博士らです。

では、二酸化炭素の増大は、実際のところ、地球上の生物にどのような影響を与えるのでしょうか。

その影響の程度は、生物のサイズに左右されます。具体的には、小さな微生物ほど影響を受けやすくなります。二酸化炭素が増えれば、サイズの小さな微生物たちの体内バランスが大きく崩れてしまうからです。一方、私たち人間のような大型動物は、その影響は小さくてすみます。もともと大型動物は二酸化炭素の体内濃度が高いため、外気の二酸化炭素が少々増えたところで、影響をさほど受けないからです。

それならば、二酸化炭素の増大について、さほど心配する必要はないということでしょうか。答えはＮＯです。むしろ、大型の動物のほうが危険にさらされやすくなるのです。

二酸化炭素の濃度上昇で生物が危機に瀕した場合、生物は「遺伝的に新しい種」をつくって、その事態から逃れようとします。遺伝的に新しい種が出現するには、平均して約一万世代が必要とされています。細菌やウイルスは、非常に早いサイクルで増殖をくり返します。彼らは、数時間で世代が交代するため、わずか二～三年で一万世代を経てしまうのです。

ところが、大型の動物は一世代でも何十年とかかります。一万世代となると、何十万年もの時間が必要になってきます。つまり、小さな生物は二酸化炭素の増大や地球温暖化にすばやく適応できるのに対し、大きな生物はそれができないということです。

問題の深刻さはここからです。現在、問題になっている病原性を持つ微生物たちは、二酸化炭素の濃度の上昇に敏感に影響を受け、新種をつくって環境の変化に対応しようとします。しかし私たち人間は、地球温暖化が進んでも、旧態依然の姿を保ち続けます。すると、新種の病原微生物と旧態依然の人間は、もはや穏やかに共生できる関係ではなくなります。

大型動物が新しい感染症の出現に脅かされ、絶滅に追いやられる、という最悪のシナリオがここから見えてくるのです。

人類の脅威となる新型ウイルスの出現

約四〇億年前に生命がこの地球上に誕生してから、地球の生物は「ビッグ5」と呼ばれる五回の大量絶滅を経験しています。

最大規模の絶滅は、今から約二億五〇〇〇万年前に起こったとされる三回目のもので、全生物種のうち約九〇パーセントが地球から一掃《いっそう》されたといいます。ただし、地球の生命体はかろうじて絶滅を免れ、次に命をつないでくれました。

ベックマン博士は、「現在のペースで二酸化炭素が増え続けると、やがて大気が急激な変化を起こし、それが新たな感染症を生み、人類を滅亡に追いやる危険がある」と警告しています。この計算でいけば、一四〇〇年後には、かつてない規模の大量絶滅が起こることになります。

また、大気の急激な変化が「新しい感染症を生み、人類を滅亡に追いやる危険性がある」ともベックマン博士は警告しています。

その兆《きざ》しはすでに現れています。新種の、あるいは変異した細菌の数が桁《けた》違いに増えており、そのなかには病原微生物が多くなっています。「微生物の攻撃性や毒性、それに耐性が増加しているようだ」ともベックマン博士は述べています。

大気の変動によって新しい病原微生物が次々に出現し、人類を襲うようになる——。それは、あたかも地球温暖化などの自然破壊をくり返す人類に対して、生物界が用意した環境維持のための究極のメカニズムのようにも感じられます。

私たちは毎年冬になると、インフルエンザウイルスの感染におびえます。しかし、地球温暖化が生み出す新種の病原体の脅威は、現在のインフルエンザの比ではない、想像以上のものを示すことになるでしょう。地球温暖化がこのまま進行すれば、激しい生態系の変化が起こるのは間違いありません。インフルエンザウイルスだけに限ってみても、その変化に応じて変異のスピードが速まり、新種が次々に出現してくるかもしれません。そこから人類にとってもっとも恐ろしいインフルエンザウイルスが現れる可能性も高いのです。

地球温暖化のスピードが予想以上に速まっています。それにともなう環境の変化は、過去のものに比べると一〇倍以上の速度で進行していると予測されています。

現在、地上にいる生物は、このような急速な変化に直面したことがありません。生態系の変化によって、これから思わぬ動物から新たなルートで新型ウイルスが発生し、人間を襲うかもしれないのです。

人類滅亡後の地球とは

絶滅する生物は、一六〇〇～一九〇〇年には一年間で〇・二五種のみでした。しかし、一九七五年以降、一年間に四万種と推計されるほど、絶滅のスピードは急激に速まり続けています。その原因のほとんどは人間の活動によるものです。人の超清潔志向も、大きな問題です。合成界面活性剤の化学物質は、海や川、土壌中に流されると、自然界を破壊し、生物の生活環境を汚染することになります。

こうした切迫した状況を救うためには、いったいどのような方法を講じればよいのでしょうか。一つ、もっとも確実な方法がわかっています。

それは、人間が地球上からいなくなることです。

人間が環境に与えてきた悪影響は、それほど深刻なのです。

では、本当に人類が地球上からいなくなったら、どうなるのでしょうか。

最初は世界に混沌とした状態が続きます。人間とともに生きていた家畜やペットなどはエサを得られず、他の動物に食べられるなどして死滅し、人間の生活環境に共生してきたネズミやゴキブリ、シラミなども個体数を大きく減らします。

やがて家も高層ビルも、植物やシロアリ、経年劣化などによって朽ち、破壊されていきます。街のあった場所には森が茂り、川が流れるなど自然が戻ってくるでしょう。そして、数百年後には、人類がいた証《あかし》をわずかに残すだけで、地球は豊かでイキイキとした自然環境に満たされていくだろうと予測されています。

人類滅亡後の地球がどうなるかなど、私たちはふだん考えることなどないでしょう。しかし、超高層ビルが立ち並ぶ東京も、ニューヨークのマンハッタンでさえも、放置すればおよそ二〇〇年ほどで原始の森林に戻っていくとされます。そこでは、自然に生きる生物にとって、もっとも理想的な世界が再現されるのです。

そう考えると、いかに人類の文明が自然に逆らって地球環境のバランスを崩しているかがわかります。私たちはそのことを一度しっかりと胸に刻んでおく必要があるのでしょう。

セックスレスが日本人を滅亡させる

さて、日本人が滅亡する危機は、地球温暖化という問題とは違う方向からも進行するかもしれないと、私は考えています。

日本衛生材料工業連合会は、数年以内に大人用紙オムツの生産量が、乳幼児用を追い越す見込みだと発表しています。二〇五〇年には子どもがほとんどいなくなり、人口の四割が六五歳以上になると予想されています。日本人の五人に二人が高齢者になるということです。子どもが生まれず、一方では働いていない高齢者が半分近くいる国。そんな状態がすぐ近くの未来に迫っているのが日本という国なのです。

なぜ、こんなことになっているのでしょうか。

政府は少子化を改善するために、女性の生き方にターゲットを置き、政策を講じようとしています。「結婚しても、子どもを生んでも、女性が働きやすい社会」という言葉は、選挙のたびに耳にタコができるほど聞くキャッチフレーズです。

しかし、「少子化の問題」を「女性の問題」として転嫁《てんか》しているうちは、日本人の絶滅危機を脱することはできないでしょう。

もちろん、成熟した社会のあり方として、女性が活躍しやすい環境づくりは最優先事項だと思います。しかし、子どもが生まれない、という問題は別のところにもあるのです。

私は、日本の少子化にも、超清潔志向が深く関与していると考えています。

大学に勤めていたころ、「汚いからセックスはしたくない」といった男子医学生が何人もいました。「オシッコの出る場所をくっつけあうのは汚い」というのです。AVを観ているだけで満足している教え子もいました。「実写AVより、アニメのほうが美しくて好き」という者もいました。

さらに驚いたのは、ある男子学生の話です。彼が「昨夜は、女友だちの家に泊まりました」というので、「そう。それはよかったね。君たちは交際してたんだ」と、私は素直に答えました。すると、男子学生は不快な表情で「何言ってるんですか。彼女とはただの友だちです。何をへんな想像してるんですか。藤田先生はエッチだなあ」と言うのです。

「だって、男女が狭い部屋で隣り合わせに寝て、何もないなんてことがあるの？」

「当たり前です。友だちとエッチするはずがないじゃないですか。そんなの、汚いですよ」

これをただのジェネレーションギャップですませてよいものか、理解に苦しむ私は「う〜ん」と、次の言葉を返せませんでした。幼いころから、「オシッコ、ウンコは汚い」と教え込まれ、トイレのたびに薬用石けんで手を洗わされるような家庭環境で育つと、人はセックスを汚いことだと感じるようになります。超清潔志向は、生身の人間とのふれあいに興味を持てないばかりか、それを嫌悪する大人を育ててしまうのです。

日本の出生率の低下の原因は、経済的な問題に加え、結婚したがらない若者が増えたこと、結婚しても子どもを欲しがらない夫婦が増えたこと、そして欲しくても子どもを授《さず》からない夫婦が増えていることなど、数々の要因があるとされます。

なかでも最大の原因は「セックスレス」と分析する人がいます。日本家族計画協会（JFPA）の北村邦夫理事長です。JFPAが日本の一六～四九歳の男女九三六人を対象に調査したところ、三一パーセントが「特定の理由はないが、一カ月以上セックスをしていない」と回答。しかも、三〇代の若き夫婦も半数近くがセックスレスだったのです。この結果を見れば、日本の少子化が進むのも当然とうなずけます。

このまま少子高齢化によって人口減少が進んだと仮定しましょう。数学的な計算をすれば、西暦三〇〇〇～三五〇〇年には最後の日本人がいなくなるといわれています。

「進歩は善」を疑え

現在の科学技術は、一八世紀に産声《うぶごえ》を上げました。人類を幸福にするものとして賞賛され、「進歩は善」という考え方に、異議を唱える者がまったくいない状態が続きました。たしかに、科学技術の発展は人類に数々の恩恵をもたらしました。しかし、科学の分野において華々しく登場したダーウィンの「進化論」は、「進歩に乗り遅れたものは、淘汰されて当然」という「弱肉強食」の思想を助長しました。

進化論はまた、「優生学」を生みました。それは、ナチス政権によるユダヤ人虐殺に結びついていきました。第二次世界大戦後は、多くの問題を引き起こした反省から批判の対象となり、優生学は廃《すた》れたかに見えましたが、そうではありませんでした。資本主義のもと、富《と》める者と貧しい者との格差をつくり、貧しい者の苦境は「自己責任」の名分のもとに当然とされつつある、新たな「優生学」とも言えるような風潮が社会にはびこるようになっています。

科学は、ひたすら人類の欲望を達成するために突き進みました。それが将来、人類にどのような影響を及ぼすかなどの長期的かつ複眼的な発想がまったく抜けていたのです。

たとえば、環境汚染を例に考えてみましょう。

科学は、私たちの生活環境を便利で清潔に変えてくれました。しかし、その一方で、DDT、PCB、ビスフェノールA、トリクロロエチレン、それにダイオキシンなどの化学物質を徐々に地球上に蓄積させていきました。これらの物質は、産業革命以前は存在しなかったものばかりです。ダイオキシンのような「内分泌《ないぶんぴつ》かく乱物質」は、環境ホルモンとも呼ばれています。それらが人間や動物の体内に入ると、女性ホルモンと似た働きをするようになります。

この女性ホルモン類似物質が、わずか半世紀の間に男性の精子の数を半減させました。女性の子宮は、これによって内膜炎を起こすようになっています。いずれも現代の若い夫婦を悩ます不妊症の主な原因です。環境ホルモンの汚染がこのまま進めば、人類は子孫をつくれず、いずれ絶滅種となりかねません。人類に夢を与えてくれるはずの化学物質が、今度はその夢を「悪夢」に変えたのです。

人類は文明をつくり出した生物です。しかし、急速に変化している自分たちの文明に、もはや人類はついていけなくなっています。しかも、私たちは豊かになることを優先事項として文明を発展させてきました。その目標はいつしか「自分が豊かになれば、それでよい」という発想を生み、地球上にすむあらゆる生物を迫害するようにもなりました。

現代日本で見られる超清潔志向は、私たちの身の回りにいて、人間を守ってくれている微生物たちを、迫害する方向に間違いなく向かっています。

微生物が、激変する環境の変化にわりとスムーズに対応できることはお話ししました。迫害された微生物は、何とかこの地球上で生き延びようと努力します。その過程にて、病原性大腸菌やＭＲＳＡのように突然変異し、毒性を強めた菌も多数出てくるでしょう。突然変異で生まれる菌は、人がいきすぎた超清潔志向をやめないかぎり、間違いなく数を増やします。人にいじめられ、凶悪化した微生物たちが、滅亡の危機に瀕した人類と出合ったら、どうなるでしょうか。ここでも、人類滅亡のシナリオが克明《こくめい》に描かれることになるのです。

黒田洋一郎先生が著した『アルツハイマー病』（岩波新書）には、人の脳は石器時代からまったく進化しておらず、表面的で物理的な近代化によって、私たち現代人は縄文人より賢くなったわけではないことが書かれています。

私たち現代人は、自分で思っているほど賢くはないのです。このあたりで、「進歩は善」なる考え方を問い直す賢明さが、私たちに必要になってきています。

大物の「バカ」が地球を救う

それでは、人類の滅亡を回避するために、私たちにできることはあるのでしょうか。

私は、「人間はそう賢い存在ではない」ことを受け入れることだと思っています。「自分はバカである」と自覚することです。

バカという言葉にネガティブなイメージを持つ人は多いでしょう。でも、私が考えるバカは「大物のバカ」で、「バカ正直」「釣りバカ」「読書バカ」「火事場のバカ力」といった、一つの物事を追求してのめり込み、損得かえりみず、結果はどうあれまずは行動に移すといった、好奇心、勇気、情熱、想像力あふれる人物のことです。

そんな大物のバカこそが、人類を救うのだと私は信じています。

理論物理学者のアルベルト・アインシュタインは、「想像力は知識よりも大切だ。知識には限界がある。想像力は世界を包み込む」と述べています。

バカになるということは、頭で考えたことや知識にとらわれない、想像力を持つことです。そして、自分に限界をつくることなく、想像力で困難を乗り越えていく力を持つことです。

人類滅亡を食い止めるために、温室効果ガスの排出量を減らすとともに、自然保護や動物保護の活動をしていくことも、もちろん大事です。しかし、この難題を前にし、知識だけでは限界にすぐ達してしまいます。国が決定的な対策を講じることができない現状を、ふがいなく思いつつも、「自分にできることは限られている」とあきらめてしまうのは、頭だけで考えているからです。

だからこそ、私たちはまずはバカになり、「できない」と思うことも、豊かな想像力で「できる」と信じる心を築いていくことこそ必要なのでしょう。こんなことを言う私を「きれいごとだ」と非難する人もいると思います。でも、一人ひとりが理想と問題意識を持たずして、人類滅亡の危機を脱することができるのでしょうか。

「飛ばねえ豚はただの豚だ」

これは、宮崎駿氏のアニメーション『紅の豚』のなかで主人公が語った有名なセリフです。

私もそれにあやかって、こう言いましょう。

「想像力のないバカはただのバカだ」

ただのバカではなく、想像力を持った大物のバカこそが、人類と地球を救うことができるはずなのです。

地球から見れば、人間こそ新興の異物

地球にとっては、自分勝手な考えで自然を破壊し、他の生物を迫害し、多様性を乱していく人間こそ、大きなお荷物です。地球温暖化による近年の異常気象や災害は、そんな人間への地球の怒りのようにも感じられてなりません。

この地球では、人間だけがとくに「エライ生き物」ではないのです。地球が生まれてから、およそ四六億年が過ぎました。地球が生まれた日を一月一日とすると、微生物が地球に誕生

したのが三月二五日。彼らは一一月二七日までずっと水のなかにいて、この日に初めて陸に上がりました。陸に上がった微生物は、陸の細菌となり、それが原虫になり、ミミズになり、ドジョウになり、オオカミやサルになります。そして、私たち人類が地球に生まれたのは、一二月三一日の午後二時三〇分と計算されています。

つまり、地球の誕生から現在までを一年間で表したとき、いまだ九時間三〇分しか存在していないのです。地球にとっては、生まれたての赤ちゃんのような存在でしょう。そんな新参者が、発生後まもなく自然を破壊し、他の生物たちを迫害しています。こんな我々の姿、なんだか何かに似ていませんか。大物のバカになって、想像力をおおいに働かせてみてください。私たちは新興の病原体の出現を恐れていますが、〝地球〟という視点から見れば、人間こそがやっかいな新興の異物なのではないでしょうか。

この地球は、私たち人類のものではありません。微生物のものなのです。それは、数や総重量を見てもわかります。細菌は、地球上になんと一〇の三〇乗もの数が存在すると推計されます。総重量にしてみると、全人類の体重を足した約一〇〇〇倍もあるといいます。そもそも、あなたの腸をみてください。あなたの腸には、一〇〇兆個もの細菌がいます。その数とは、世界の総人口の約七四億人よりはるかに多いものなのです。

そろそろ、人のほうから微生物に歩み寄る生活を始めましょう。本当に恐れるべき病原体、たとえばエボラウイルスや新型インフルエンザウイルスなどは、まだ日本に存在していません。病原性大腸菌や薬剤耐性菌などの新興の細菌はいますが、その多くは、前述したとおり、人の免疫力がしっかり働いているときには、悪さをしない「チョイ悪菌」の仲間です。

私たちの免疫力は、チョイ悪菌が日常的に腸に侵入してきてこそ、強化されるものです。自分が日々、免疫力の強化さえ怠らなければ、チョイ悪菌は、私たちの健康増進に役立ってくれる〝よき隣人〟となるのです。

そのために、今日からまずできること。それは何度も言っていますが、過剰な手洗いをやめることです。トイレ後や食事前の手洗いは、流水で一〇秒間洗えば十分。なんだったら、洗わなくてもよいくらいなのです。そうすることで、チョイ悪菌を積極的に腸にとり入れることができるからです。

しかし、薬用石けんで手洗いをしないあなたは、きっと誰かに注意されることでしょう。

「手洗い、うがいをしっかりしないと、病気になるよ。第一、不潔でしょう」

そんなときには、大物のバカになって想像力を働かせ、手を眺《なが》めてください。あなたの健康を守ってくれている皮膚常在菌の存在を感じられるでしょう。大切な常在菌を化学物質で殺すことが本当に不潔なことなのか、彼らを守ることこそが真の清潔ではないのかと気づくはずです。

そうして、休日になったら、外に出て、自然とおおいにふれあってください。そこには小さな虫や鳥たちがたくさんいて、文明におかされた人間こそ、異質な存在であることを教えてくれます。何も遠出をしなくてもよいのです。自宅に庭のある人は土いじりをし、近所に公園がある人はそこの緑の絨毯に寝転ぶだけでもよいのです。二足立ちをし、視点を高くとっているときには気づかない世界が、地面にはおおいに広がっていることでしょう。

電話の発明で有名なアレクサンダー・グラハム・ベルの言葉に、「ときには踏みならされた道から離れ、森のなかに入ってみなさい。そこではこれまで見たことのない何か新しいものを見いだすに違いありません」というものがあります。

自然のなかには、都会での生活で染みついた「常識」という垢を落として、まっさらな「バカ」になれるチャンスが満ちているのです。

ゴキブリを殺す正当な理由はもはやない

抗菌グッズ、殺菌剤、消臭剤などのテレビコマーシャルが、身の回りの微生物を悪者扱いしている映像をくり返し見ていると、半世紀前のアメリカの事件が記憶のなかによみがえってきます。

文明社会の絶頂期を迎えつつあった一九六〇年代、アメリカでは「ゴキブリ撲滅運動」が起こりました。バイ菌恐怖症にとりつかれた人々が、病原菌の媒介者としてのゴキブリを撲滅すべく、住環境を徹底して無菌状態にする活動に血道をあげたのです。

その結果、予想もしていなかったことが起こりました。無菌化活動は、もともと抵抗力の弱い子どもたちの免疫力を徹底的に奪うことになりました。ポリオ（小児麻痺）が大流行するきっかけをつくってしまったのです。免疫学史上もっとも名高い悲惨な事件を引き起こしたのでした。

ゴキブリは、日本でももっとも嫌われる昆虫の一つです。でも、今の日本において、ゴキブリは何も悪さをしていないのは、ご存じでしょうか。「清潔大国ニッポン」には、そもそもゴキブリが運ぶ病原菌がほとんどいないからです。

ところが、日本人はゴキブリを見ると、悲鳴を上げて驚き、躊躇《ちゅうちょ》なく殺虫剤を噴きかけます。私は以前、殺虫剤のメーカーに「なぜ、ゴキブリを殺す薬剤をつくり、売るのですか」と尋ねたことがあります。メーカー側も、現在の日本でゴキブリが悪さをしていないことを知っていました。でも、「不快昆虫」だから専用の殺虫剤をつくるのだそうです。つまり、それが売れるからメーカーはつくるのです。

「不快な虫だから、殺してもよい」。これは、人間界のいじめと同じ構図です。自分にはない長所、あるいは自分とは異なる短所を持つ相手を見つけると、その異質性を「不快」に感じ、「ムカつく」とか「気にくわない」と言って相手の存在を迫害するのが、いじめです。

いじめは、無菌社会であるほど起こりやすく、エスカレートしやすくなります。不快だという感情に「キタナイ」「キモチワルイ」「フケツ」という理由をくっつけて、虫や微生物を徹底的に叩き殺すさまを、日々、大人が子どもたちに見せつけているからです。

そんな子どもが親になったとき、不快だという理由だけで、小さなものたちの命を奪うことに、心の痛みを感じることさえなくなっているでしょう。そんな親に育てられた子は、「虫は、どうしてこんなにおもしろくて、愛らしい姿をしているのかな」「どうやってフンをして、なんで交尾《こうび》をするのかな」などと関心を持つこともなくなっています。昆虫が、ただ気持ち悪くて、触りたくもない存在としか映らなくなるからです。「バイ菌は病気を起こす」「虫はバイ菌を媒介《ばいかい》する」という短絡的な知識が、子どもが大物のバカになる可能性と、豊かな想像力を膨《ふく》らませる機会を奪ってしまうのです。

そうして心には、「不快な虫や菌は、殺して当然」という意識が染《し》みついていきます。そんな排他的な意識を、未熟な精神の持ち主は、たやすく他人にも向けてしまうのです。

今、日本ではいじめによって、多くの命が失われています。いじめ社会を変えることができるのも、大物のバカだけです。自分とは異なる部分を持っている人を「おもしろい」「すごい」と想像力を膨《ふく》らませられる大物のバカが、周囲の人たちの心を豊かにします。

そんな超清潔志向に毒されていない大物のバカが、日本にどんどん増えていき、均一的で閉塞感の強まってしまったこの社会を変えていってほしいと願うばかりです。

人類が生き延びるヒントは虫が教えてくれる

「日本の将来、世界の未来、そして私たち人間はこの先どうなっていくのだろう」

その答えは、身の回りにいる昆虫や動物が教えてくれる、と私は考えています。昆虫や動物が生存してきた歴史は、私たち人間よりはるかに長いものです。その秘訣を言葉にする方法を彼らは持たないけれども、生き方でそれを伝えてくれています。

多くの人たちは、「大脳皮質を発達させた人の脳こそ、地球上で最高の作品」と思っているようです。たしかに人間は脳を大きくしたおかげでここまで繁栄できました。

しかし、脳だけで考えすぎているために、目に見えない微生物を恐れ、無菌社会をつくりあげようと懸命になり、自らの手で自分の免疫力を落として病気に苦しむような事態にも陥っています。それればかりではなく、自分が生存している地球自体を汚染し、存続不可能な状態に追い込んでいます。

そんな愚かな行動をとってしまう人間と昆虫を比べてみると、「小型・軽量・低コストの情報処理装置」である脳を備えた昆虫のほうが、地上の最高傑作ではないかとたびたび思うのです。現に、昆虫は地球上でもっとも繁栄している生物です。彼らは目に見えないものを恐れたり、理由もなく他者を傷つけることはしません。過去を悔《く》いたり、未来に不安を抱くこともなく、今ここを生きています。

「今ここを生きる」ことは、とても重要なことです。それは「今がよければそれでよい」という、過去と未来をないがしろにした、刹那《せつな》的な考えとはまったく異なります。目先を生きる一過性、連続性のないその場限りの一瞬を意味するのが「刹那」だとすれば、先につながるような今を過ごすことが「今ここを生きる」ということなのです。

昆虫たちを観察していると「バカだなあ」「滑稽《こっけい》だなあ」と思える行動に、たびたび出合います。でも、彼らはいつだって今をひたすらに生きています。

その一方で、「ほどほどでよい」ことも知っています。エサとなるものを一度にすべて食べつくすような、自分の首をしめるような愚かなことはせず、ほどほどに働き、ほどほどに食べることをひたすらに行いながら、今日も生きているのです。

私は、ミミズにもたいへん興味を持っています。「ミミズは一度身につけた脳をわざわざ捨てた」という仮説があるからです。このミミズを見ていると、日本人のセックスレスを解決する方法は、ここにあるのではとも思います。それほどミミズのセックスはすばらしいのです。

ミミズは両性具有の動物でオスとメスの両方の性器を持っています。地下生活者のミミズは個体どうしで出会う機会が少ないからです。偶然出会った二匹がオスどうしだったり、メスどうしだったりしたら、せっかくの出会いがムダになってしまいます。

二匹のミミズが出会うと、逆向きに抱きあい、腹と腹、頭と尾を合わせてセックスを行います。セックスが完了するまで数時間もかけます。その間は、周囲に何が起ころうとも無頓着で、性器付近にある短くて頑丈な剛毛を使って交接相手をしっかり抱き、さらにネバネバの粘液を多量に分泌することによって互いの体を固めていきます。そんな二匹を見ていると恍惚《こうこつ》感に満ちていて、世の中に何が起ころうとも関係ないという感じで、とてもうらやましくなるほどです。

こんなセックスができるのは、ミミズが脳を持たない生物だからなのでしょう。人間のように発達しすぎた脳に思考を支配されていては、ミミズのようにうっとりするようなセックスはできないのです。

このようにミミズや昆虫といった生物は、その日その日を精一杯生きており、不安がありません。脳がなかったり小型・軽量・低コストであれば、どうでもいいことをいちいち不安がることもなくなります。目に見えない微生物の存在を恐れて洗浄剤を乱用し、むやみに自然環境を汚すこともありません。そうして、うっとりとするようなセックスをして子孫を残すことに集中できるのです。そんな「バカ」から学ぶことこそ、今の私たちには必要なことなのでしょう。

かつて日本にも、私のように「大物のバカになれ」といった人物がいました。

幕末、明治維新の精神的指導者であった吉田松陰は、松下村塾の門下生にこう伝えます。

「狂愚まことに愛すべし。最良まことに虞《おそ》るべし」

吉田松陰は、常軌を逸《いっ》した愚か者は愛すべき存在であり、頭脳だけで理屈をこねまわす者はまことに恐ろしいものだ、と言ったのです。そして、続けて

「諸君、狂いたまえ」

と、門下生たちを鼓舞《こぶ》しました。

吉田松陰の言葉は、現代を生きる私たちにも大事なことを教えてくれます。人類滅亡の危機を回避するためには、今この社会を変えていくパワーが必要です。それには、一人ひとりが想像力を働かせて愚直に前に進んでいける大物のバカになることしかないと、私はやっぱり思うのです。

おわりに

私は今、週に二〜三回は講演会に招かれ、全国各地をめぐっています。最近、二つのメーカーから講演依頼を受けました。一つは製粉会社の大手、もう一つは飲料水の超大手メーカーです。これには私自身が非常に驚きました。どちらのメーカーにとっても、私は「得」なことを話す相手ではないからです。

糖質制限をしている私は、小麦粉食品を口にしません。また、現代の小麦粉は腸に与える負担が大きく、本文でも少しお話しした「腸もれ」の要因となる食材だとも考えています。そのことを多くの講演会でも話してきましたし、拙著のなかでもたびたび記述してきました。
「小麦粉食品のことを悪く言ってばかりの私が、御社の企画する講演会で何を話すのですか。私は、自分が正しいと考えていることは、たとえ『話しちゃダメ』と言われても、話してしまいますよ」

と、製粉会社の担当者に返事をしました。ところが、「それでいい。腸の健康に必要な食べ物や生活習慣について、先生の考えるところを包み隠さず話してほしい」というのです。この講演会は、製粉会社が一般のお客さん向けに企画したものでした。

一方の超大手飲料水メーカーの講演会は、社内の人材育成の一環としたものでした。そこで、「健康によい水、悪い水の見分け方」について話してほしいといいます。けれども、そのメーカーが扱っているミネラルウォーターに私が「健康によい」と考えるものはありません。しかも、そのメーカーは食品添加物をたくさん使った清涼飲料水や缶入りのお酒を数多く手がけています。それらは、腸内細菌によくない影響を与えるものばかりです。

「私が講演会をしたら、おたくの商品を悪くいうことしかできませんよ」

そう返事をしたら、やっぱり「それでもいい」というのです。社内で「健康によい水」の共通認識を持ち、今後の商品開発の参考にしていきたいとのことでした。

「それならば」ということで、私は二社の講演会で遠慮するところなく話をしてきたのですが、そのとき、ここ数年で時代が少しずつ動いてきているな、と改めて感じました。

現在、飲食関係のメーカーが一方的に流してくる情報に惑わされることなく、「本当に体によいものを選びたい」と、商品パッケージの原材料欄を確認しながら購入する人が増えてきています。消費者の目が「価格」から「原材料＝健康」へと向きつつあるのです。その流れを、メーカー側ももはや無視できなくなっています。どんなに美しいパッケージで商品を包み、おいしさをアピールし、なおかつ低価格に設定しても、それに惑わされることなく、「健康によいかどうか」と判断する知識と意志を、一部の消費者が持つようになってきたからです。

そうした本当の意味で健康意識の高い人が多くなれば、安心して購入できる食品が増えてくるはずです。つまり、消費者一人ひとりの意識が、大手メーカーの意識を変えていく原動力になる、ということです。

超清潔国・日本を変えるのは私たち

では、石けんや洗剤などの世界はどうでしょうか。

こちらはまだまだ、「消費者は大手メーカーのいいなり」の状態です。誤った超清潔志向が自らの免疫力を低下させ、腸内フローラを弱体化させ、肌を汚くさせているというのに、そのことに気づいている人がほとんどいないのです。

最近、あるテレビコマーシャルを見ていて驚きました。空気中にいる菌まで排除するという「置き型タイプ」の除菌剤が出てきたのです。そして、「子どもの免疫力は大人より弱い」「空間中のウイルスや細菌を九九パーセント除去」と力説します。日本人の超清潔志向は、ついにここまで来てしまったか、と感じました。

超清潔志向に陥っている人は、恐らく「これ、いいな」と思ったことでしょう。しかし、最後にもう一度くり返しますが、現在の日本の生活環境にただちに人の命を奪うような危険な病原体はいません。免疫力が弱っているときに感染症を起こす「チョイ悪菌」はいますが、それで風邪を引くのは本人の免疫力が育っていないからです。

「子どもの免疫力は大人より弱い」というのは事実ですが、だからこそ子どもにはたくさんの微生物とふれあわせる必要があるのです。「チョイ悪菌」は、私たちの免疫力を向上させてくれるものたちです。それにもかかわらず、空間にいる微生物を本当に九九パーセントも除去してしまったら、私たちが免疫力を高める機会も大幅に除去されることになります。

もっと危険なのは、微生物の除去作用を持つ成分を、呼吸とともに吸い込み、体内に入れてしまうことでしょう。私たちの体が「九割が細菌」であることを知った本書の読者の方々は、それが何を意味することになるのか、すでにおわかりでしょう。

これは「抗菌」「殺菌」「除菌」をうたうすべての商品に共通することです。こうした商品を身の回りに置いていては、生物としての自分を衰弱させ、病気になりやすい体を自らつくり出すことになります。

こんな愚かな超清潔志向の高まりを止めることができるのは、もはや消費者だけだと、私は思っています。メーカーは、「売れる」と判断されるものをどんどんつくり、実際に売上を伸ばす商品の宣伝に高額をかけます。いいかえれば、「売れない」ものはつくらないし、宣伝にお金もかけられない、ということです。

昔ながらの石けんや、環境を汚さない洗濯石けんや洗浄剤も、よく探せば販売棚の下のほうにひっそりと置かれています。もし、こうしたもののほうが売れるようになれば、大手メーカーも「皮膚常在菌を守る」「腸内細菌を育てる」「自然環境を壊さない」と宣伝できる商品の開発に挑んでいってくれるのではないでしょうか。

私は、何十年もかけて「超清潔志向は危険だ」と社会に訴え続けてきました。けれども、その声が届くことはなく、日本は「無菌国家」に向けてますます急速に進みつつあります。

「先生はテレビに出ないのですか？　テレビに出演して『超清潔志向は危険だ』と訴えれば、そのことがいっきに知れわたるでしょう」

そんなこともたびたび言われるのですが、私自身、テレビ出演が好きではなく、出たいともあまり思いません。制作者の意図が働きすぎる編集をされてしまい、私の考えを視聴者に真っすぐに伝えてくれないことが多いからです。

ただ、こんな私にもかつて何度かオファーが来たことがあります。でも、そのあとに決まって「お断り」の電話が鳴るのです。今、テレビ番組のスポンサーになっているのは、「抗菌」「殺菌」「除菌」をうたう洗剤や薬用石けん、洗髪剤のメーカーばかりだからです。「藤田が番組に出るなら、スポンサーを降りる」と言われるのだそうです。

私の声は、ますます社会に届きにくくなっていくことでしょう。だからこそ、本書を読んでくださったみなさんが、この超清潔志向に支配された日本を変えていく原動力になってくれたら、と願うばかりです。

そのためにも、今日から無駄な手洗いはしないこと。それが超清潔志向から脱する第一歩となるはずなのです。

藤田紘一郎

編集協力／髙木真明（文宙舎）
構成／高田幸絵
図版作成／デザイン・プレイス・デマンド

藤田紘一郎（ふじたこういちろう）
医師・医学博士・東京医科歯科大学名誉教授。1939年、旧満州生まれ。東京医科歯科大学卒。専門は、寄生虫学、熱帯医学、感染免疫学。著書に、『こころの免疫学』（新潮選書）、『アレルギーの9割は腸で治る！』（だいわ文庫）など多数。

手《て》を洗《あら》いすぎてはいけない　超《ちょう》清潔志向《せいけつしこう》が人類《じんるい》を滅《ほろ》ぼす

2017年12月20日初版1刷発行

著　者 ── 藤田紘一郎
発行者 ── 田邉浩司
装　幀 ── アラン・チャン
印刷所 ── 堀内印刷
製本所 ── フォーネット社
発行所 ── 株式会社光文社
東京都文京区音羽1-16-6(〒112-8011)
http://www.kobunsha.com/
電　話 ── 編集部03(5395)8289　書籍販売部03(5395)8116
業務部03(5395)8125
メール ── sinsyo@kobunsha.com

　ISBN 978-4-334-04328-5

889
マクロ経済学の核心
飯田泰之

マクロ経済学は浮世離れした理論ではない。知識があれば景気のトレンド、政策の是非、会社の先行きなどを的確に捉え行動できる。著者独自の導きで〝判断の軸〟を身につける。

978-4-334-03983-7

890
東京郊外の生存競争が始まった！
静かな住宅地から仕事と娯楽のある都市へ
三浦展

どんな街が生き残るか？　東洋経済オンラインで350万PVを記録し所沢市議会でも取り上げられた首都圏人口争奪と「郊外格差」の実態。働き方改革は住まい方改革であるべきだ！

978-4-334-03995-0

891
世界のエリートはなぜ「美意識」を鍛えるのか？
経営における「アート」と「サイエンス」
山口周

論理的・理性的な情報処理スキルだけでは戦えない！――複雑化・不安定化し先の見通せない世界で、「自己実現的消費」が主流になる中、クオリティの高い意思決定をし続けるには？

978-4-334-03996-7

892
本を読むのが苦手な僕はこんなふうに本を読んできた
横尾忠則

「この本の中に、僕の考えてきたことがすべて入っています」（横尾さん）。朝日新聞に八年にわたって掲載された人気書評を書籍化。仕事と人生のヒントがいっぱい詰まった一三三冊。

978-4-334-03997-4

893
うつ・パニックは「鉄」不足が原因だった
藤川徳美

あなたの不調は、鉄・タンパク不足の症状かもしれない。うつやパニック障害の患者を栄養改善で次々に完治させている精神科医が、日本人の深刻な鉄不足と鉄摂取の大切さを説く。

978-4-334-03998-1

894
灯台はそそる
不動まゆう

今日も一人で海に立つ小さな守り人。その姿を知ると愛さずにいられない。省エネにより崖っぷちに立たされる今、灯火を守るファンを増やすため〝灯台女子〟が魅力を熱プレゼン！

978-4-334-03999-8

895
アウトローのワイン論
勝山晋作
writing 土田美登世

「おいしいからいい。おいしくしたいなら自然に造るのがいい」――昭和の時代から活躍するワインの伝道師が初めて語る、固定観念に縛られないワインの楽しみ方と、その行き着く先。

978-4-334-04301-8

896
教養は児童書で学べ
出口治明

社会のルール、ファクトの重要性、大人の本音と建前、ビジネスに必要な教養――大切なことはすべて児童書が教えてくれた。珠玉の10冊を読み解く、出口流・読書論の集大成！

978-4-334-04302-5

897
美しきイタリア　22の物語
池上英洋

イタリアは、どのようにして「イタリアらしさ」を形成していったのか。ファッション、料理、スポーツ、文化、芸術……。尽きることのない魅力を、22の都市の歴史エピソードから探る。

978-4-334-04303-2

898
「代謝」がわかれば身体がわかる
大平万里

脂肪は悪者なのか？「代謝がいい」とはどういうこと？酵素は身体によいのか？最も身近なブラックボックス＝自分の体内で起きている真実に、豊富なたとえ話とイラストで迫る。

978-4-334-04304-9

光文社新書

899
鉄道時刻表の暗号を解く
所澤秀樹

紙の時刻表が売れ続けるのは、「広域の乗り継ぎ」「途中下車の自由時間」を俯瞰で知るのに便利だから。運賃手計算はボケ防止にも。〝非合理の楽しみ〟を味わう旅へ出発進行！

978-4-334-04305-6

900
ロボットアニメビジネス進化論
五十嵐浩司

月村了衛氏推薦！ 第一人者による、ロボットアニメと、その玩具・模型に関する進行形のビジネス史。〝オモチャ〟がなければ、マジンガーZもガンダムもマクロスも存在しなかった？

978-4-334-04306-3

901
誰も教えてくれない 大人の性の作法《メソッド》
坂爪真吾　藤見里紗

セックスがしんどい？ 「なかったこと」にされがちな様々な性の問題を一つ一つ多面的に検証し、理想と現実の間を生きていくための実践的な「大人の性教育」を学べる一冊。

978-4-334-04307-0

902
御社の商品が売れない本当の理由
「実践マーケティング」による解決
鈴木隆

「マーケティング神話の呪縛を解く！ 本書の内容をマスターせよ」――石井淳蔵氏（日本マーケティング学会初代会長）推薦。「19の呪縛」を解き、売れない時代に売れるしくみをつくる。

978-4-334-04308-7

903
ねじ曲げられた「イタリア料理」
ファブリツィオ・グラッセッリ

ピッツァはアメリカ生まれで、トマトソースはイタリアの伝統料理ではなく、オリーブオイルは偽装だらけ!? 「イタリアン」の常識を覆す、在日イタリア人による痛快料理エッセー。

978-4-334-04309-4

904
誰が「働き方改革」を邪魔するのか
中村東吾

私たちは、「働けど見返りの少ない現代の働き方」に疲弊してしまっているのではないだろうか？　いったい、何が問題なのか？〈頑張りたくても頑張れない時代〉を生きるヒント。

978-4-334-04310-0

905
ミレニアル起業家の新モノづくり論
仲暁子

製造業とともに衰退する日本が蘇るためのヒントは、モノを持たない'80〜'90年代生まれの行動にある。国内最大のビジネスSNSを運営する女性社長が、新しい労働と幸福の形を示す。

978-4-334-04311-7

906
「朝ドラ」一人勝ちの法則
指南役

「ぽっと出のヒロイン」「夫殺し」「故郷を捨てる」…etc. これらが朝ドラのヒット作に共通する要素である――ホイチョイ・プロダクションのブレーンによるドラマ・マーケティング論。

978-4-334-04312-4

907
名画で読み解く イギリス王家　12の物語
中野京子

王家が変わるたび、途轍もない人物と想像もつかないドラマが生まれる英国。テューダー家、ステュアート家、ハノーヴァー家を名画とともに振り返る、大人気シリーズ第四弾！

978-4-334-04313-1

908
成功者が実践する「小さなコンセプト」
野地秩嘉

売れた物を毎日記録した柳井正、客を見ることを忘れない新浪剛史、一日も休まずコラムを綴る松本大、作詞のために酒をやめた秋元康…。人気作家が引き出す一流たちの血肉の言葉。

978-4-334-04314-8

光文社新書

909

テロvs.日本の警察
標的はどこか？

今井良

いま、ヨーロッパを中心に世界中でテロが頻発している。日本に暮らす私たちも、テロと決して無縁ではない。民放テレビ局で警視庁担当記者を務めた著者が、テロ捜査の最前線を描く。

978-4-334-04315-5

910

小説の言葉尻をとらえてみた

飯間浩明

小説の筋を追っていくだけでなく、ことばにこだわってみるのも楽しい。『三省堂国語辞典』編集委員のガイドで、物語の中で語られることばの魅力に迫っていく、異色の小説探検。

978-4-334-04316-2

911

炭水化物が人類を滅ぼす【最終解答編】
植物vs.ヒトの全人類史

夏井睦

前作で未解決だった諸問題や、「糖質セイゲニストの立場から生命史・人類史を読み直す」という新たな試みに挑む。19世紀的知識の呪縛とシアノバクテリアの支配から人生を取り戻す。

978-4-334-04317-9

912

労働者階級の反乱
地べたから見た英国EU離脱

ブレイディみかこ

トランプ現象とブレグジットは似て非なるものだった！　英国在住、労働者のど真ん中から発信を続ける保育士兼ライターが、常に一歩先を行く国の労働者達の歴史と現状を伝える。

978-4-334-04318-6

913

ブラック職場
過ちはなぜ繰り返されるのか？

笹山尚人

電通の社員だった高橋まつりさんの過労死事件は、私たちの社会に大きな課題を突きつけた。なぜ、ブラックな職場はなくならないのか？　豊富な事例を交え、弁護士が解決策を示す。

978-4-334-04319-3

914
2025年の銀行員
地域金融機関再編の向こう側
津田倫男

地銀・第二地銀、信金・信組の再編が進まない理由は、勲章にあった!?——最新情報に基づく地域金融機関の再編予測と、その中でも生き残る銀行員・地金《ちきん》パーソン像を解説。

978-4-334-04320-9

915
医学部バブル
最高倍率30倍の裏側
河本敏浩

「東大文系より私立医学部」の時代——医学部進学予備校を主宰する著者が、その最前線の闘いを活写。また、豊富な指導経験をベースにした効果的な勉強法を提示する。

978-4-334-04321-6

916
女子高生　制服路上観察
佐野勝彦

膝上スカート、ずり下げリボン、なんちゃって制服…「だらしない」では現象の本質は見えない。街で20年、観察とインタビューをしてきた著者が明かす10代のユニフォームの全て。

978-4-334-04322-3

917
「家事のしすぎ」が日本を滅ぼす
佐光紀子

「手づくりの食卓」「片付いた部屋」……「きちんと家事」への憧れと呪縛が日本人を苦しめる——。多くの聞き取りや国際比較を参照しながら気楽な家事とのつきあい方を提案する。

978-4-334-04323-0

918
結論は出さなくていい
丸山俊一

『ニッポンのジレンマ』『英語でしゃべらナイト』『爆笑問題のニッポンの教養』等、NHKで異色番組を連発するプロデューサーによる逆転の発想法。強迫観念・過剰適応の時代のヒント。

978-4-334-04324-7

919
精神鑑定はなぜ間違えるのか？
再考　昭和・平成の凶悪犯罪
岩波明

附属池田小事件、新宿・渋谷セレブ妻夫バラバラ殺人事件、池袋通り魔殺人事件、連続射殺魔・永山則夫事件、帝銀事件——ベストセラー『発達障害』の著者が明かす精神医学の限界。

978-4-334-04325-4

920
ラーメン超進化論
「ミシュラン一つ星」への道
田中一明

近年、ラーメン店主たちの調理技術は飛躍的に向上し、ついにミシュランの星を獲得する店も誕生。1杯1000円に満たない値段で体験できるその奥深き世界を、「ラーメン官僚」がレポート。

978-4-334-04326-1

921
コミュニティー・キャピタル論
近江商人、温州企業、トヨタ、長期繁栄の秘密
西口敏宏　辻田素子

優れたパフォーマンスを示すコミュニティーの特徴とは？　経済繁栄はいかに生まれ、長く維持されるのか。最新のネットワーク理論とフィールド調査から、ビジネスのヒントを探る。

978-4-334-04327-8

922
手を洗いすぎてはいけない
超清潔志向が人類を滅ぼす
藤田紘一郎

手洗いに石けんはいらない。流水で一〇秒間だけでいい。きれい好きをやめて、もっと免疫を強くする術を名物医師が提唱。あなたの常識をガラリと変える、目からウロコの健康法！

978-4-334-04328-5

923
雲を愛する技術
荒木健太郎

豊富なカラー写真と雲科学の知見から、身近な存在でありながら本当はよく知られていない雲の実態に迫っていく。雲研究者が愛と情熱を注ぎこんだ、雲への一綴りのラブレター。

978-4-334-04329-2